LE

MICROSCOPE

STRASBOURG, IMPRIMERIE DE VEUVE BERGER-LEVRAULT.

LE

MICROSCOPE

MANUEL A L'USAGE DES ÉTUDIANTS

PAR

LE DOCTEUR HEINRICH FREY

PROFESSEUR A L'UNIVERSITÉ DE ZURICH

TRADUIT DE L'ALLEMAND SUR LA SECONDE ÉDITION

PAR

PAUL SPILLMANN

LICENCIÉ ÈS SCIENCES NATURELLES, LAURÉAT DE L'ÉCOLE DE MÉDECINE DE NANCY
EXTERNE DES HÔPITAUX DE PARIS

AVEC 62 FIGURES DANS LE TEXTE

ET UNE NOTE SUR L'EMPLOI DES OBJECTIFS A CORRECTION ET A IMMERSION

PARIS

LIBRAIRIE FRANÇAISE ET ÉTRANGÈRE

25, RUE ROYALE SAINT-HONORÉ

1867

Ce volume ne contient que les dix premiers chapitres de l'ouvrage du docteur Frey, chapitres exclusivement consacrés à la description du microscope, aux réactifs, aux injections, à la préparation et à la conservation des objets. Le reste du volume, qui n'a pas été traduit, a pour objet l'examen microscopique des liquides et des tissus de l'homme à l'état sain et à l'état pathologique.

AVERTISSEMENT.

C'est au microscope, et surtout à l'art de savoir s'en servir, que la science est redevable d'une foule de découvertes précieuses. A l'aide de cet instrument, nous pouvons assister à la formation de l'embryon dès les premiers instants de la conception, et en suivre le travail jusqu'à son développement complet. L'histologie, qui joue aujourd'hui un rôle si important dans nos Facultés de médecine, nous apprend la structure intime, moléculaire des tissus et des liquides dans l'état de santé et dans l'état de maladie.

Mais cette science toute prodigieuse serait bien incomplète si le médecin ne lui devait des ressources nouvelles pour combattre les nombreuses maladies qui affligent l'humanité.

Partant de ce point de vue, j'ai cru faire une œuvre vraiment utile en offrant au monde médical la traduction du travail si remarquable sur le microscope et l'histologie du célèbre professeur de l'Université de Zurich, le docteur Frey.

LE MICROSCOPE.

INTRODUCTION.

« To endeavour to discover new methods of investigation appears to me to be one of the most important duties of every observer. To communicate these to his pupils must be the desire of every teacher of any branche of natural science.» (L. Beale, *How to work with the microscope*, p. 3.)

Faire des efforts pour découvrir de nouvelles méthodes d'investigation, me paraît être un des plus importants devoirs de tout observateur. Communiquer ensuite ces méthodes à ses élèves, doit être le désir de tout professeur d'une branche quelconque des sciences naturelles. (L. Beale, *Comment il faut se servir du microscope*, p. 3.)

Depuis ces dix dernières années, l'usage du microscope, cet instrument qui a conquis aux sciences naturelles un nouveau monde, le monde de l'infiniment petit, est devenu très-fréquent. Nous voyons annuellement sortir des ateliers les plus vastes et les plus célèbres en Europe, une quantité considérable de microscopes, et le nombre de ceux mis en vente par des opticiens moins en renom, est tout aussi important. On est arrivé à cette conviction, que le médecin a autant besoin de cet instrument dans les recherches scientifiques, que du stéthoscope et du plessimètre dans l'exercice de ses fonctions.

Nous avons vu, par le travail classique de Schwan, que le corps de l'homme est formé, dans toutes ses parties, de cellules et de leurs métamorphoses. Nous avons appris à considérer la cellule comme le dernier terme organique de la vie animale. De même que, lorsqu'il s'agit d'anatomie, il est impossible de comprendre la structure d'une partie du corps, sans la connaissance préalable de ces petits éléments microscopiques qui en sont la base, de même on ne parviendra pas à se rendre compte des effets physiologiques, si l'on n'a d'abord étudié les fonctions inhérentes à chaque cellule. En effet, le travail d'ensemble d'un organe n'est que le résultat du travail particulier des cellules, des «organismes élémentaires», comme on les a nommés depuis peu. Il en résulte donc que l'étude des tissus est devenue indispensable pour quiconque s'occupe de sciences anatomo-physiologiques.

Un vaste abîme sépare la santé et la maladie aux yeux de l'homme sans expérience; cette opinion a fini même par pénétrer dans le domaine scientifique, grâce aux nombreux systèmes nosologiques des temps passés. C'est avec raison qu'on a salué, comme un grand progrès accompli en physiologie, l'opinion contraire. Ce qui se passe dans le corps malade n'est plus pour nous qu'une modification de l'état normal; les mêmes lois physiologiques se manifestent dans les deux cas; et, lorsqu'il y a maladie, les tissus, c'est-à-dire la dissolution et la régénération des éléments constitutifs, sont soumis aux lois de la vie cellulaire qui nous permet de connaître l'organisme normal. Il est inutile de s'appesantir davantage sur la haute importance de l'étude pathologique des tissus; et l'instrument à l'aide duquel l'histologie a été créée n'a plus besoin d'être recommandé.

L'emploi du microscope exige une étude toute spéciale, comme une partie de mes lecteurs auront pu s'en convaincre dans leurs premiers essais. Que d'élèves, que de médecins, persuadés de la haute importance de pareils travaux, se sont procuré un microscope et n'ont pas tardé à s'apercevoir, à leur grand désappointement, combien peu ils étaient capables de s'en servir. Ici, comme dans toutes les branches de l'activité humaine, il faut se soumettre à un apprentissage, se résigner pendant une certaine période aux labeurs de l'ensemencement, avant de songer aux fruits de la moisson. Le microscope est un instrument délicat, dont le maniement demande à être étudié comme celui de tout autre instrument compliqué. On ne peut acquérir la faculté de s'en servir que par une longue pratique; il faut de plus une grande patience pour arriver à une finesse, une exactitude de perception tout à fait indispensable.

L'art d'observer réclame l'emploi et la connaissance de beaucoup de petits moyens qui, par cela même, semblent tout d'abord sans importance. Il est passé, le temps où l'on croyait qu'en effilant un petit morceau de tissu frais, peut-être encore en appelant à son aide la pression et l'acide acétique, on pouvait découvrir les détails de textures délicates. La chimie moderne, à laquelle la médecine est si redevable, procure également au microscope une série de ressources très-importantes. C'est ainsi qu'on se sert aujourd'hui, pour l'examen des tissus, de couteaux, d'aiguilles, de seringues à injection, de la balance, de réactifs nombreux et de toute sorte d'artifices.

D'après ce qui précède, on comprendra que notre époque, qui fait un si fréquent usage du microscope, apporte annuellement, à côté d'une foule de recherches importantes, certains travaux précipités, qui prouvent d'une manière évidente que leurs auteurs n'ont pas encore appris à surmonter les premières difficultés de manipulation. Loin de nous la pensée de chercher à jeter du découragement dans les esprits par ces réflexions; nous voulons, au contraire, montrer que la condition indispensable, dans toute recherche microscopique, consiste à être bien familiarisé avec la pratique et la théorie de l'instrument.

La meilleure école sera toujours celle de l'enseignement direct d'un maître; mais il n'est pas donné à chacun de pouvoir s'appuyer sur un pareil aide pendant le cours de ses études. C'est alors que l'enseignement par la parole écrite trouve sa place, et si d'ailleurs cet enseignement est méthodique, pratique, il peut remplacer convenablement un maître et élever un commençant au rang d'observateur.

Le nombre des livres concernant le microscope est déjà considérable. Nous avons à signaler d'excellents ouvrages et d'une grande étendue, en allemand, en hollandais et en anglais, tels que ceux de Mohl, d'Harting et de Carpenter. Par contre, on manque en Allemagne d'ouvrages concis et répondant aux besoins pratiques du médecin, car on ne possède que le travail déjà ancien de Vogel. En Angleterre, L. Beale a publié deux ouvrages destinés à guider dans cette étude.

Puisse notre petit travail offrir aux étudiants et aux médecins un secours de ce genre, au moins jusqu'à ce qu'une plume plus autorisée expose une méthode meilleure!

La connaissance d'un instrument devant précéder le travail auquel il est destiné, nous commencerons par décrire le mécanisme de l'appareil et l'emploi de ses moindres parties.

Nous ne pensons pas devoir nous justifier de nous être borné, dans cette partie, aux faits les plus importants, les plus indispensables, et de n'avoir touché que fort peu à la théorie optique du microscope, théorie si difficile et encore si loin d'être bien établie dans tous ses points. Une autre portion de notre travail traitera des différentes méthodes d'expérimentation à employer en temps opportun. Enfin, une troisième section apprendra à étudier et à connaître les différents tissus, ainsi que les éléments du corps à l'état de santé et à l'état de maladie. Dans le domaine de la pathologie, nous nous sommes restreint autant que possible, en vue d'une partie de nos lecteurs; et cependant l'étude du mucus, du pus, des sédiments urinaires, des tumeurs, occupe, en général, une place importante. Fidèle à notre principe que la connaissance la plus exacte de l'état normal doit précéder l'examen de l'état pathologique, nous nous sommes efforcé d'établir d'abord ce qui constitue le premier, avant d'arriver à traiter du second. Du reste, les méthodes d'expérimentation concernant les tissus et les éléments morbides sont presque les mêmes, comme aussi chaque néoplasie pathologique répète, plus ou moins, le type d'une structure normale.

Parmi les ouvrages qui traitent du microscope, nous signalerons les suivants :

J. Vogel, *Instruction sur l'emploi du microscope.* Leipzig, 1841. — H. de Mohl, *Micrographie.* Tübingen, 1846. — C. Robin, *Du microscope et des injections.* Paris, 1849. — P. Harting, *le Microscope*, traduction allemande, par G. Theile. Braunschweig, 1859. — W. Carpenter, *The Microscope*, 3e édition. London, 1862. — L. Beale, *How to work with the microscope*, 3e édition. London, 1865, et *The Microscope in its application to practical medicine.* London, 1858. — H. Schacht, *le Microscope*, 3e édition. Berlin, 1862.

CHAPITRE PREMIER.

Théorie du microscope.

On a souvent comparé l'œil humain, cet organe merveilleux, à une chambre obscure; et, en effet, cette comparaison est frappante. De même que dans cette dernière la lentille convergente projette sur le fond de l'appareil une image renversée et plus petite, qui est reçue par la plaque de verre dépoli, de même l'ensemble des milieux réfringents de l'œil produit au fond de celui-ci la même image renversée et plus petite que reçoit la rétine.

Chacun de nos lecteurs doit savoir que, pour l'œil, la mesure apparente d'un objet dépend de la grandeur de l'angle visuel que l'on obtient en réunissant par des lignes droites les deux points correspondants de l'objet et l'image projetée dans l'œil.

La simple inspection de la figure 1 rendra plus sensible la proposition précédente.

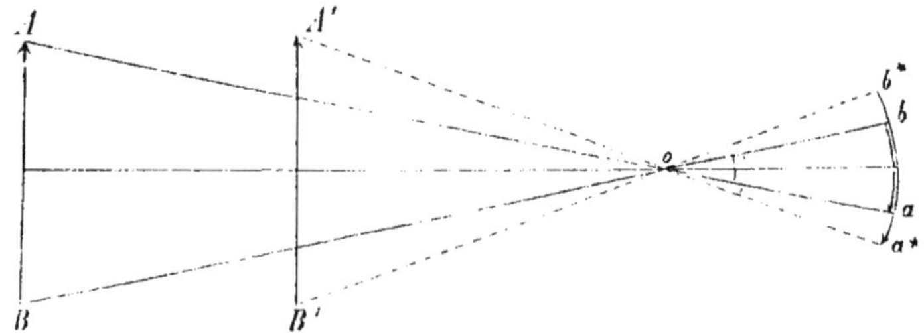

Fig. 1. Angles visuels et grandeur apparente de l'objet.

La ligne courbe *ba* représente l'image projetée au fond de l'œil, de la flèche AB placée devant cet organe; en réunissant, par une ligne, les points *a*, A, *b*, B, on obtient l'angle visuel A*o*B = *boa*. Tous les corps dont les extrémités touchent les lignes A*a* et B*b*, paraissent à l'œil de même grandeur. Une épingle tenue tout près de l'œil peut sembler avoir la même dimension qu'une perche très-haute, dressée au loin, en plein air. Si la flèche s'approche de l'œil, par exemple, en A'B', elle projette l'image *b***a**; alors se produit l'angle A'*o*B'; la flèche paraît ainsi plus grande. Si l'angle visuel baisse d'une faible proportion, l'objet cesse d'être visible. Ainsi notre œil n'aperçoit plus un fil de fer épais situé à une grande distance. Si nous rapprochons insensiblement le fil de fer, mouvement dans lequel l'angle visuel augmente, il apparaît d'abord comme un fil très-fin, puis son diamètre devient de plus en plus prononcé. C'est pour cette raison que l'on examine toujours, et comme par instinct, les petits objets à une distance assez rapprochée.

Cependant, la continuation de ce rapprochement a aussi sa limite; le fil que nous distinguions encore bien, il n'y a qu'un instant, semble confus, et, à la fin, placé tout près de l'œil, il cesse d'être visible.

Quelle est donc la cause de ce dernier phénomène?

On sait que l'image d'un corps, projetée par une lentille convergente, change de position, quand on éloigne ce corps ou qu'on le rapproche. Dans le premier cas, l'image se rapproche de la lentille; dans le dernier cas, elle est située à une assez grande distance au delà de celle-ci. Mais comme l'œil humain agit à la manière d'une lentille, et que la vision ne peut être nette que quand les rayons lumineux venus d'un point de l'objet sont réfractés de telle sorte qu'ils se réunissent de nouveau sur la rétine, il ne devrait exister une image parfaitement nette qu'à une distance unique et bien déterminée. Cependant, l'observation de tous les jours nous enseigne le contraire. Nous voyons également bien, et les uns après les autres, des objets rapprochés ou éloignés de nous. L'œil doit donc renfermer un appareil de correction, qui lui permet de modifier ses milieux réfringents, suivant la distance plus ou moins grande où se trouvent les corps : l'œil se plie aux circonstances, dit le physiologiste.

Mais cette propriété de modification, abstraction faite de toute différence individuelle, est toutefois très-limitée. L'image de l'objet de plus en plus voisin de l'œil finit par tomber derrière la rétine. Dans notre figure 2, la flèche en A donne une image fort nette, parce que les rayons lumineux divergents d'un point *p* vont se réunir au point *r* de la rétine.

Mais si on rapproche la flèche jusqu'en B de l'appareil de la vision, cette réunion des rayons sur la rétine n'est plus possible. En partant de p^*, ils ne se réunissent qu'au delà de la rétine en r^*.

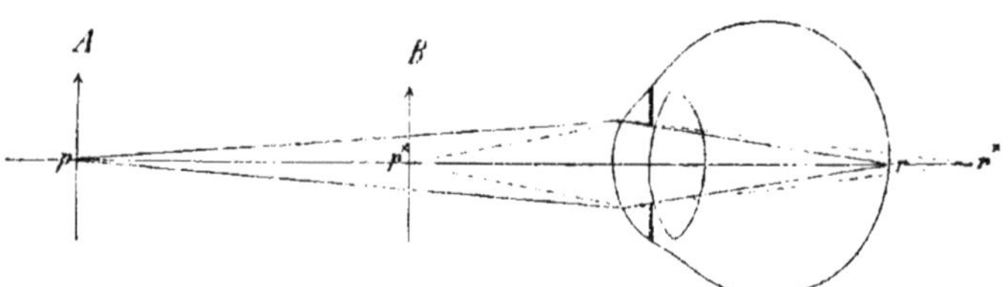

Fig. 2. Position d'un objet et réunion dans l'œil des faisceaux qui partent de cet objet.

De très-petits objets, excessivement rapprochés de l'œil humain, deviennent invisibles, à moins que, ainsi que nous le verrons bientôt, on n'ait recours à des moyens auxiliaires.

On appelle distance de la vision distincte celle où l'œil voit le plus nettement un corps de moyenne grosseur. Pour un œil normal, cette distance est de 8 ou 10 pouces ou 25 centimètres. On nomme limite de rapprochement la distance à laquelle un objet est encore distinctement visible. Les yeux des myopes admettent un rapprochement de quelques pouces de plus que ceux des presbytes; les premiers réfractent la lumière plus fortement que les derniers.

Mais un petit corps peut être rendu visible, en plaçant entre lui et l'œil une lentille convergente. La raison en est bien simple. Le point placé en *o*, figure 3, projette d'abord son image en *r*, et n'est, par conséquent, plus perçu par l'œil. Si nous glissons entre celui-ci et ce point la lentille L, dont le foyer est en F, les rayons lumineux prennent la direction indiquée par les lignes tirées, arrivent avec une faible divergence à l'œil, et se réunissent sur la rétine en R. Ici donc il y a production d'une image nette.

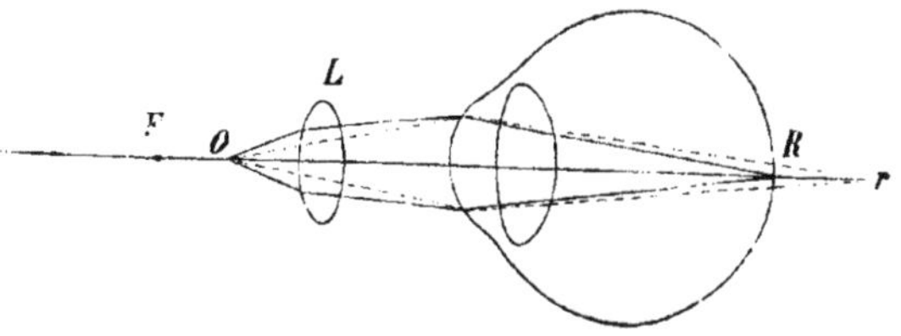

Fig. 3. Action d'une lentille convergente sur un objet très-rapproché de l'œil.

Mais en se servant d'une pareille lentille biconvexe, on remarque que l'image du corps obtenue se présente sous une forme très-amplifiée.

Quelle en est la cause?

Admettons que l'objet (fig. 4) soit situé en AB, et qu'entre lui et l'œil on ait placé une lentille convergente. Les faisceaux de lumière partis, par exemple, d'un point A de la flèche laissent arriver leurs rayons A*b*, AC, A*c* à la lentille, et ceux-ci, à l'exception du rayon AC, sont réfractés par la lentille en *bl* et en *ci*. Ils arrivent donc à l'œil dans une direction faiblement divergente, comme s'ils étaient venus du point le plus éloigné A*, et se trouvent réunis sur la rétine en un seul point. La même chose a lieu pour le faisceau de lumière B, etc.;

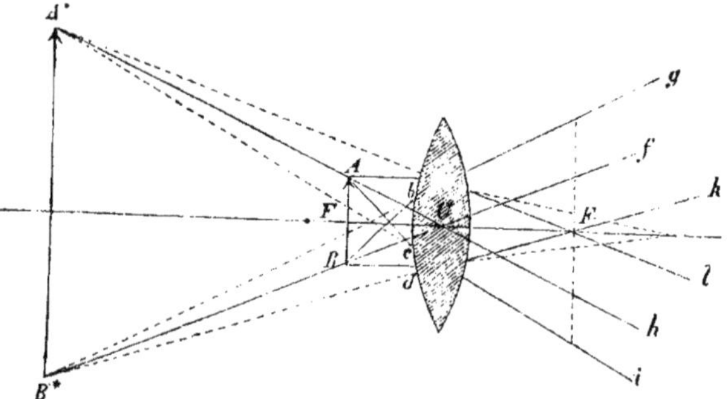

Fig. 4. Agrandissement d'un objet par une lentille convergente.

il résulte de là qu'une image renversée de la flèche se dessine dans l'œil. Mais l'objet ne se montre pas à l'organe de la vue en A*B*, c'est-à-dire grossi. Pour se convaincre que l'image obtenue par une lentille convergente est toujours plus éloignée que l'objet lui-même, il suffit d'examiner avec la lentille le bord d'une feuille de papier et d'essayer d'y fixer la pointe d'une aiguille. On arrivera nécessairement à porter la pointe de l'aiguille à quelque distance au-dessous de la feuille. On donne habituellement aux lentilles convergentes le nom de loupes, tant qu'elles ne grossissent pas plus de 15 ou 20 fois, et qu'on peut s'en servir commodément en les tenant avec la main. Si ces lentilles produisent un grossissement plus considérable, et si leur emploi nécessite le secours d'un support, les deux objets réunis constituent le microscope simple. Il est aisé de comprendre qu'il n'y a pas de limite bien tranchée entre les deux instruments, attendu qu'on ajuste des supports à des lentilles faibles et qu'il existe ainsi bien des loupes fixées sur des supports.

On fabrique des loupes d'espèces fort différentes, et, pour apprendre à connaître leur valeur, nous renvoyons le lecteur à des ouvrages plus étendus que celui-ci.

Leur utilité et leur emploi dans les recherches scientifiques sont trop connus pour que nous ayons besoin d'en parler plus longuement. Une bonne loupe, grossissant de 10 à 15 fois, est indispensable.

La figure 5 représente le microscope simple de Plœssl, à Vienne. Une tige métallique (*a*) porte, vers le milieu de sa hauteur, une plaque horizontale percée au centre, c'est la platine du microscope (*b*). Cette platine monte ou descend à l'aide d'une vis de rappel (*c*). Pour éclairer l'objet soumis à l'expérience et placé sur la platine, on se sert d'un miroir mobile adapté à la partie inférieure (*f*). Veut-on examiner l'objet, non pas à l'aide d'une lumière réfléchie, mais avec la lumière tombant directement sur l'objet, conformément à la manière de voir habituelle, on écarte le miroir ou bien on place une tablette opaque sur la platine. Le bras horizontal (*d*), situé à l'extrémité supérieure de la tige, porte le verre grossissant, la lentille (*e*). On peut la faire sortir de l'ouverture du bras, et la remplacer par une autre.

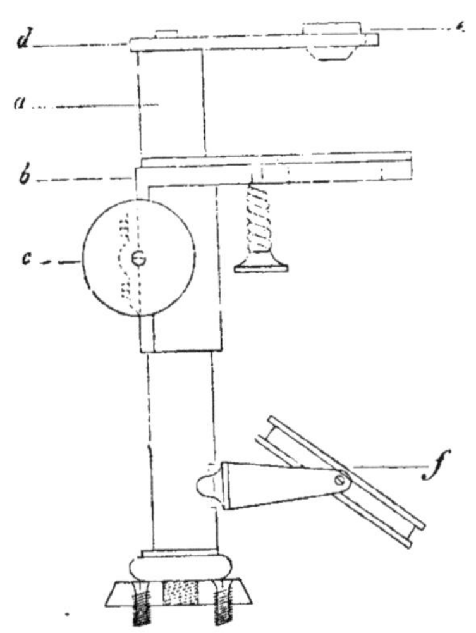

Fig. 5. Microscope simple de Plœssl.

Le microscope simple de Nachet, à Paris, figure 6, possède également un mécanisme très-utile. Le mouvement s'obtient par une vis de rappel qui élève ou abaisse la lentille, tandis que dans le système de Plœssl, c'est la platine qui monte ou descend. Deux plaques inclinées, ajustées latéralement à la platine, servent à y poser les mains pendant que l'on prépare. Les platines de ces deux microscopes sont pourvues de pinces ou de valets, pour fixer les objets à examiner.

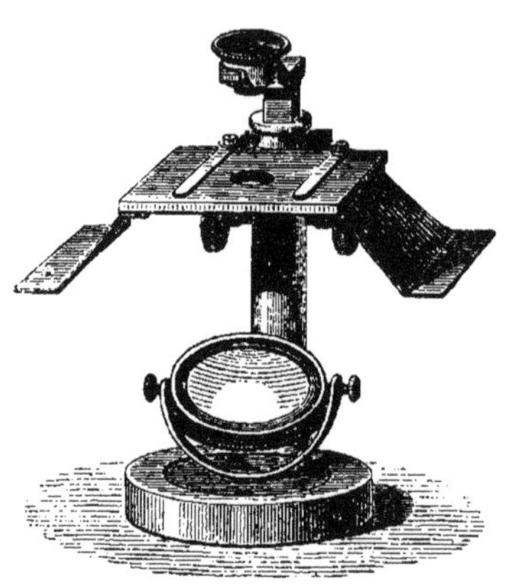

Fig. 6. Microscope simple de Nachet.

Le microscope simple est encore de nos jours indispensable au naturaliste pour faire des préparations. Toutefois, on ne l'emploie que peu, ou même pas du tout, dans les recherches scientifiques.

Si on fixe la loupe du microscope simple à la partie inférieure d'un tube, on aura, dans ce tube, quand l'objet sera posé un peu en dehors du foyer de la lentille, une image agrandie et renversée de cet objet; ce fait est facilement démontré par la figure 7. En adaptant la lentille L à un entonnoir dont le diamètre s'étend de *e** à *d**, nous pouvons recueillir à cette place une image sur la surface d'un morceau de verre dépoli.

En agrandissant encore cette image réelle à l'aide d'une lentille convergente, on obtient le microscope composé dioptrique. La différence entre les deux instruments résulte donc de ce fait que le microscope simple nous fait voir l'objet lui-même, tandis que le microscope composé nous montre l'image renversée et agrandie de ce même objet. Notre figure 7 explique de la manière la plus claire l'effet du microscope composé. Les faisceaux lumineux *c*a*b**, réunis à la hauteur *e*d**, atteignent, en divergeant, la lentille supérieure, et arrivent, réfractés par celle-ci, à l'œil humain sous une faible divergence. Mais, en même temps, nous trouvons que les faisceaux lumineux, émanés des extrémités *d* et *e* de la flèche, aboutissent en d^* et e^*, mais ne sont plus aperçus par la lentille supérieure. Dans l'exemple que nous donnons, nous ne dominons donc plus que la longueur *bc* de la flèche. Une flèche plus petite, limitée dans ces dimensions, apparaîtrait, au contraire, en entier. (Voy. fig. 7.) Les lignes ponctuées qui conduisent en c^{**} et b^{**}, prolongements des rayons réfractés par la lentille supérieure, donnent, en même temps, la dimension apparente sur laquelle nous apercevons la flèche *bc*.

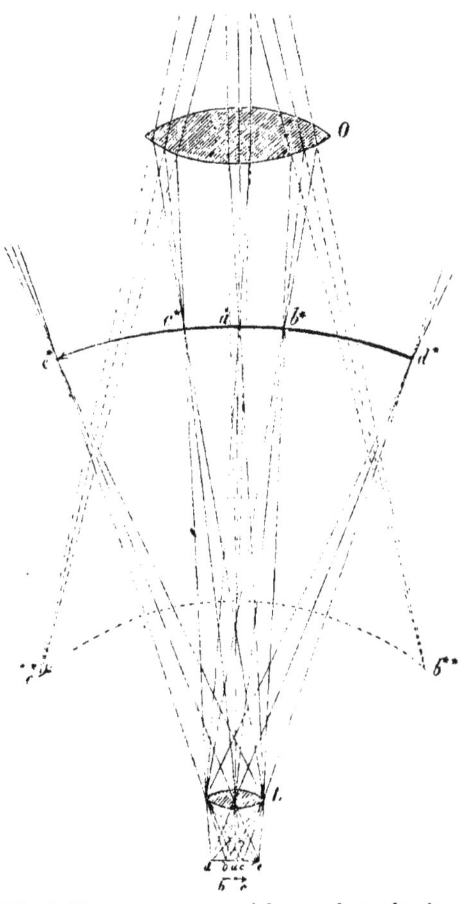

Fig. 7. Microscope composé dans sa forme la plus simple.

Ajoutons encore une explication pour bien faire comprendre l'image de la flèche $c^*a^*b^*$. Elle paraît sous une forme courbée, tandis que la flèche est droite. Si nous admettons que le point de réunion d'un faisceau lumineux, par suite d'un rapprochement, tombe plus loin, derrière la lentille, que celui d'un faisceau plus éloigné, et si nous considérons que *b* et *d*, *c* et *e* sont plus éloignés du centre optique de la lentille que *a*, nous comprendrons cette courbure de l'image, qui, pour le microscope, est d'une haute importance.

Dans l'antiquité et au commencement du moyen âge, on connaissait déjà les verres grossissants et l'art de les polir. L'invention du microscope composé date, au contraire, d'une époque bien plus récente. Il n'est plus permis de douter que ce ne soit un simple marchand de lunettes hollandais, de Middelbourg, du nom de Zacharias Jaussen, qui ait composé le premier instrument de ce genre, vers l'an 1590. On avait voulu, sans motifs plausibles, attribuer cette invention à Cornélius Drebbel, Hollandais; à Galilée et à Fontana, tous deux Italiens. Il y a quelques années, Harting a fait, sur cette invention, de nouvelles recherches avec tout le zèle qu'on lui connaît.

Toutefois, les plus anciens microscopes composés étaient des instruments fort impàrfaits, et manquaient des parties d'optique les plus essentielles. Ces imperfections se faisaient déjà sentir dans les grossissements faibles, et au fur et à mesure qu'on obtenait des dimensions plus considérables avec des verres plus forts, l'usage de ces instruments devenait de plus en plus impossible.

Pour bien nous rendre compte de ce fait, il est bon de nous rappeler quelques propositions très-connues de dioptrique.

On entend par angle d'ouverture d'une lentille, l'angle obtenu par le foyer et les deux points extrêmes du diamètre de la lentille. C'est ainsi que *gfh* est l'angle d'ouverture de la figure 8. Seulement, tant que cet angle reste petit, les rayons marginaux et les rayons centraux se réunissent en réalité en un point. Nous avons admis ce fait jusqu'à présent, en vue d'une plus grande facilité d'exposition. L'angle d'ouverture est-il plus grand, les rayons lumineux (B, B), parallèles à l'axe A, et passant près du centre de la lentille, se réunissent seuls au foyer F, tandis que les rayons (C, C) plus rapprochés des bords de la lentille subissent une réfraction plus forte, et rencontrent leur foyer en f. On désigne ces propriétés par le nom d'aberration de sphéricité.

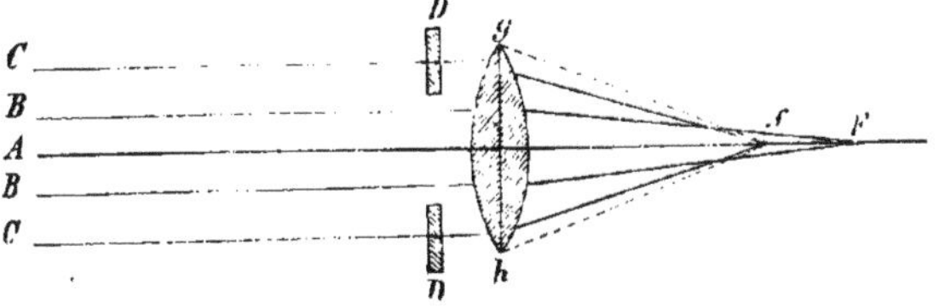

Fig. 8. Aberration de sphéricité

Si, avec une lentille de cette espèce, nous recueillons l'image d'un petit corps lumineux, nous obtenons en F l'image projetée par les rayons centraux. Mais cette image n'est point nette; elle est entourée d'une aréole lumineuse qui provient des rayons marginaux divergents. Si nous adaptons un écran sombre, percé d'une ouverture circulaire, c'est-à-dire un écran tel que DD, nous obtenons par la disparition des rayons marginaux, une image nette, il est vrai, mais peu éclairée, en F; de même en f, si, les rayons centraux sont écartés, les rayons marginaux traversent seuls la lentille. Ces écrans annulaires contribuent puissamment à la reproduction plus nette des images et rendent de grands services dans la pratique de l'optique.

Un deuxième inconvénient, non moins sensible dans l'emploi de pareilles lentilles, c'est l'aberration de réfrangibilité ou chromatisme des lentilles. Un rayon de lumière blanche B ou C, figure 9, n'est point réfracté en entier en traversant une lentille convergente; mais il est décomposé en rayons de différentes couleurs qui subissent une déviation plus ou moins forte dans la direction du plan de réfraction et forment ainsi un éventail au bord duquel apparaît d'un côté le rayon lumineux le plus réfracté,

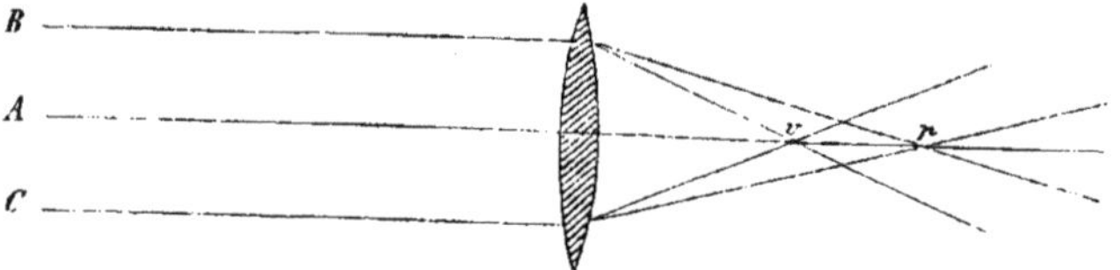

Fig. 9. Aberration chromatique.

c'est-à-dire le violet (v), et de l'autre, le rayon le plus faiblement dévié, c'est-à-dire le rouge (r).

Il résulte de ce qui vient d'être dit que, avec des lentilles convexes ordinaires, nous apercevons l'objet non pas nettement limité, mais entouré de franges colorées. Une courbure plus forte de la lentille augmente singulièrement l'un et l'autre de ces deux inconvénients. C'est pourquoi, avec les anciens microscopes, on n'obtenait que des images très-faiblement éclairées, mal limitées et entourées de franges colorées. L'image projetée par un objectif défectueux se trouvait agrandie par un oculaire également imparfait.

L'usage des anciens verres étant devenu aujourd'hui impossible, ils ont été remplacés par des lentilles achromatiques. On appelle ainsi les lentilles par lesquelles les foyers des rayons diversement colorés se réunissent, ou celles qui, en d'autres termes, donnent des images dépourvues de franges colorées.

Dans les différents milieux réfringents, comme on le sait depuis longtemps, la puissance de réfraction et celle de la dispersion des couleurs ne sont point égales. Tel milieu, avec une égale puissance de réfraction, amène une déviation plus forte des rayons colorés que tel autre. C'est ce que nous remarquons dans deux espèces différentes de verres, le crownglass et le flintglass qui contient du plomb. Ce dernier possède une bien plus grande puissance de dispersion que le premier.

Lorsque l'on unit une lentille biconvexe en crown à une lentille plano-concave en flint (en les faisant adhérer l'une à l'autre avec du baume de Canada), on obtient une combinaison dans laquelle la réfraction opérée par la lentille convergente en crown se trouve amoindrie, il est vrai, mais nullement détruite. (Fig. 10.) Toutefois, en même temps, la dispersion des couleurs (vr), qui a lieu dans la lentille en crown trouve son équivalent dans la dispersion contraire opérée par la lentille en flint, de telle sorte que les rayons violets et rouges se réunissent exactement au foyer de la lentille en F. Il y aura donc une image non colorée, ou bien celle-ci aura ses couleurs naturelles.

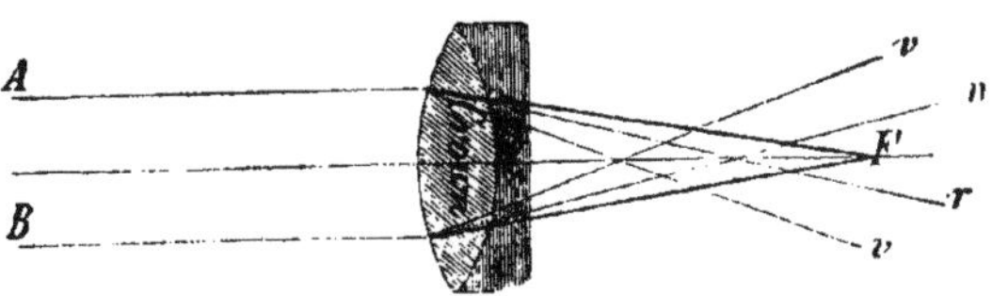

Fig. 10. Lentille achromatique.

Cette combinaison permet en même temps de remédier notablement à l'aberration de sphéricité. On appelle lentille aplanatique une lentille double qui empêche l'aberration sphérique et l'aberration chromatique. En réalité, cependant, on ne saurait éviter complétement ni l'aberration sphérique, ni l'aberration chromatique, par des raisons qu'il serait trop long d'énumérer ici, car, même si l'on réussit à réunir en un point les rayons marginaux violets et rouges, le résultat de la dispersion de tous les rayons différemment colorés du spectre n'est jamais complétement identique.

Lors même que les rayons violets et rouges parviennent à se réunir, à l'aide d'une lentille double, les bords de l'image laisseront encore voir des traces des rayons moyens du spectre qui n'auront pu se confondre. Les bords paraissent être vert jaune. C'est pour cela que, dans la construction d'un microscope à double lentille, on donne un peu plus de poids à la lentille en flint, afin d'obtenir une lueur bleuâtre qui est plus agréable à l'œil, et l'on dit alors que la lentille double a été corrigée par excès. La lentille double est dite corrigée par défaut, quand elle laisse voir une lisière rougeâtre. En parlant de la dispersion des couleurs, on dit que la lentille double d'un microscope a été corrigée par excès ou par défaut. Les mêmes termes sont usités dans la correction de l'aberration sphérique.

Tandis que, déjà vers le milieu du siècle dernier, la découverte de l'achromatisme portait à construire de meilleurs télescopes, les fabricants de microscopes reculaient devant la tentative nécessaire pour arriver à des résultats semblables dans l'examen des corps infiniment petits.

D'après les recherches de Harting, ce fut le Hollandais Hermann van Deyl qui construisit, en 1807, d'une manière très-satisfaisante, le premier microscope achromatique. Quatre années plus tard, le célèbre opticien Fraunhofer, de Munich, livrait des instruments achromatiques. En 1824, on vit les deux Chevalier, de Paris, établir pour la première fois, sous la direction de Selligue, des objectifs, en réunissant plusieurs lentilles achromatiques. L'Italien Amici, de Modène, acquit alors une renommée immortelle en améliorant les microscopes; il trouva promptement de dignes imitateurs, parmi lesquels nous ne citerons, pendant ces quarante dernières années, que Plœssl, à Vienne, Schiek, à Berlin, et Oberhæuser, à Paris. Bientôt cet instrument devint aussi parfait et d'un emploi aussi facile que celui du dix-huitième siècle était grossier et impropre à toute expérience. La brillante époque de la micrographie date des améliorations apportées au microscope. Mais on doit, en outre, à ces derniers temps bien des perfectionnements durables et importants, comme nous le verrons plus tard.

En attendant, revenons à la disposition de notre instrument.

Si nous jetons un coup d'œil sur la figure 7, nous verrons l'image de la flèche obtenue avec une lentille achromatique, exempte de franges colorées et très-améliorée quant à l'aberration sphérique; mais ni sa courbure, ni la petite étendue du champ visuel, c'est-à-dire l'étendue embrassée par l'oculaire, n'auront subi aucun changement.

Parmi les moyens employés pour arriver à une plus grande correction, il y en a un très-ancien, à savoir l'enchâssement d'une nouvelle lentille convergente dans le tube du microscope, figure **11.** Cette lentille (C) est placée entre l'objectif (L) et l'oculaire (O), mais de façon à se trouver au-dessous du point de réunion ($c^*a^*b^*$) des cônes lumineux de l'objet, réfractés par l'objectif (bac).

L'influence avantageuse d'une lentille convergente ainsi enchâssée, c'est-à-dire d'une lentille collective, se manifeste de différentes manières. D'abord les points lumineux, partis des points b et a de la flèche, sont réfractés par elle dans la direction de l'axe, comme la figure le démontre. Sans la lentille convergente, l'image se serait formée en $c^*a^*b^*$ et aurait beaucoup trop d'étendue pour être vue en entier par l'oculaire. Maintenant apparaît une image moins grande, il est vrai, mais qui embrasse toute la flèche en $c^{**}a^{**}b^{**}$. Ensuite la clarté de l'image est augmentée par la lentille collective, attendu que tous les rayons qui, sans le secours d'une lentille convergente, eussent donné l'image $c^*a^*b^*$, se réunissent à présent sur l'espace plus petit de l'image $c^{**}a^{**}b^{**}$. En troisième lieu, une pareille lentille collective peut servir à apporter de nouvelles améliorations dans l'aberration chromatique et de sphéricité. Quatrièmement (et c'est un grand avantage), la lentille collective produit un champ visuel plat.

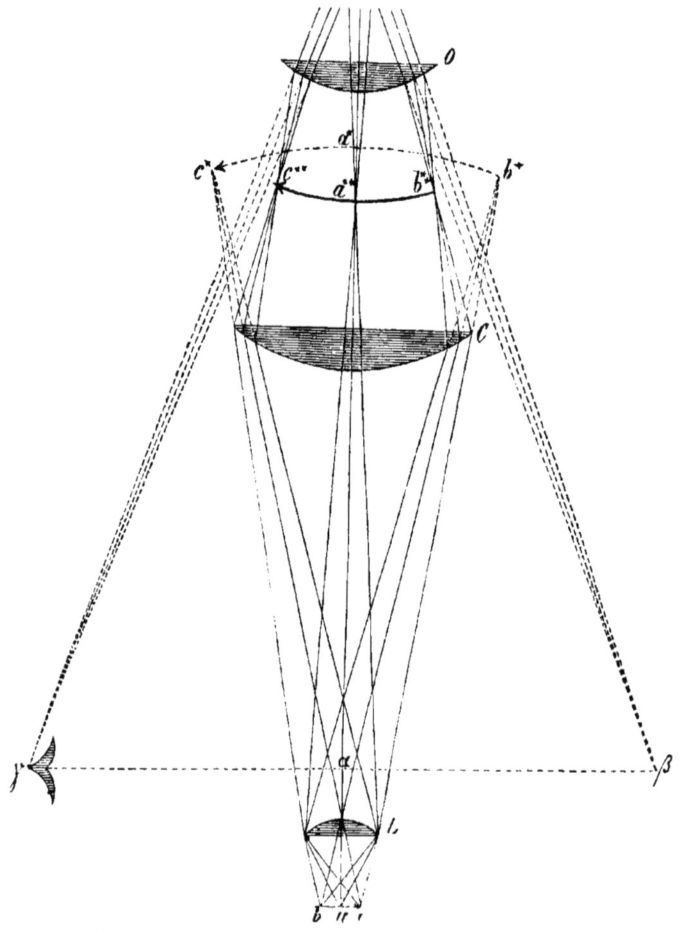

Fig. 11. Microscope composé avec une lentille collective.

La distance qui sépare la partie moyenne de l'objectif et de la lentille convergente est plus petite que celle qui existe entre les bords des deux lentilles. Les rayons partis de *a* atteignent en conséquence plutôt la lentille convergente C que ceux qui proviennent de *b* et *c*. Les rayons centraux a^{**} se réunissent plus près de la lentille convergente, tandis que les rayons marginaux b^{**} et c^{**} en sont plus éloignés. C'est ainsi que naît l'image réelle $c^{**}a^{**}b^{**}$ avec une courbe de l'image $c^{*}a^{*}b^{*}$ placée en face. Les courbures de l'oculaire et de la lentille convergente se trouvent-elles alors dans un rapport déterminé? l'image réelle $c^{**}a^{**}b^{**}$ ne sera plus courbée par l'oculaire, mais apparaîtra plane comme le démontre γαβ.

Ces divers avantages, pour la plupart d'une haute importance, qui sont dus à l'addition d'une lentille collective, font aisément comprendre que, de nos jours, tout microscope composé doit posséder cette lentille convergente. Elle devient une partie essentiellement intégrante de toutes ses combinaisons.

Nous avons déjà fait remarquer que, depuis 1824, on unit les lentilles doubles achromatiques de manière à en former des objectifs. Il résulte plusieurs avantages de cette combinaison. D'abord, il est très-difficile de construire une lentille double dont l'une soit en crown et l'autre en flint, ayant une courte distance focale, tandis qu'un plus grand nombre de lentilles plus faibles et d'une confection bien autrement facile, réunies, donnent lieu au même grossissement que l'objectif unique, ci-dessus mentionné. Puis, comme nous l'avons vu, l'union d'une lentille unique en crown à une lentille en flint, corrige, il est vrai, d'une manière sensible l'aberration de sphéricité et de réfrangibilité, mais cette correction est toujours incomplète, attendu qu'on est obligé de donner à la lentille un petit angle d'ouverture. En réunissant convenablement plusieurs lentilles doubles, les aberrations d'une lentille servent à corriger celles d'une autre, et il en résulte une amélioration plus notable encore. On peut également obtenir ainsi un plus grand angle d'ouverture, avantage auquel nous devons les objectifs très-perfectionnés de nos microscopes actuels. On emploie deux lentilles doubles ou trois au plus dans la construction de ces microscopes (fig. 12).

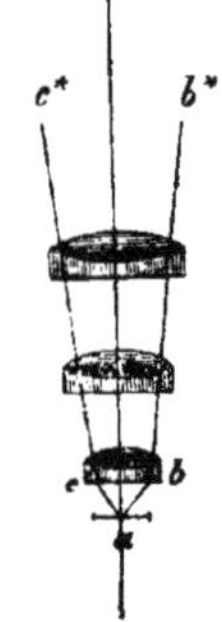

Fig. 12. Objectif achromatique et son angle d'ouverture.

Les opticiens d'autrefois désignaient généralement les lentilles doubles isolées par une série de nombres, 1, 2, 3... 6. La lentille la plus faible était indiquée par le chiffre le plus bas. Ils vissaient ces lentilles ensemble, de manière à en former un objectif (par exemple, 1, 2, 3 et 4, 5, 6). On arrive ainsi, il est vrai, à constituer une série d'objectifs avec un petit nombre de lentilles simples. Mais deux choses qui sont d'une haute importance, la centralisation exacte, c'est-à-dire, l'union des axes optiques des lentilles en une seule ligne droite, et l'écartement précis à observer entre les lentilles simples, ne peuvent s'établir aussi rigoureusement que dans le cas où les lentilles sont accolées de manière à former un objectif compacte. On a donné, avec raison, la préférence à cette dernière construction, et, quoique l'autre mode soit plus économique, il ne devrait plus être employé. Les opticiens désignent de différentes manières les objectifs fixes : ou par des chiffres qui montent avec le degré de combinaison, ou par des lettres. Les opticiens anglais se servent de dénominations qui leur sont propres. Ils partent de combinaisons de lentilles de $^1/_4$, $^1/_8$, $^1/_{12}$, $^1/_{25}$ de pouce, et considèrent le grossissement obtenu avec leur objectif comme étant égal à celui que produit une lentille simple de $^1/_4$, $^1/_8$, $^1/_{12}$, $^1/_{25}$ de pouce de distance focale.

La réunion des trois lentilles achromatiques est faite de manière que la lentille la plus forte, c'est-à-dire la plus petite, soit placée en bas, et la plus faible en haut.

(Fig. 12.) On obtient ainsi une distance focale plus considérable, puis, on peut donner aux lentilles des ouvertures d'angles telles que tous les rayons d'un cône lumineux (*cab*), reçus par la lentille inférieure, traversent le système entier des lentilles. C'est par ce moyen seulement qu'on est arrivé à procurer aux objectifs l'ouverture d'angle plus considérable dont il a été question ci-dessus, ouverture qui doit naturellement augmenter la clarté de l'image, et, en outre, comme nous le verrons plus tard, améliorer les autres propriétés de ces mêmes combinaisons.

L'oculaire ordinaire de nos microscopes (fig. 13, O), appelé aussi oculaire de Huygen, consiste en un tube plus ou moins long, portant à son extrémité supérieure l'oculaire plano-convexe (A), dont la surface plane est tournée vers l'œil de l'observateur, tandis qu'à l'extrémité inférieure on visse la lentille convergente (C) dont la face convexe est également tournée en bas. L'image réelle (P*), comme nous avons pu le voir, tombe ici entre la lentille convergente et l'oculaire. On livre avec chaque microscope plusieurs de ces oculaires de force différente, et on les désigne par des chiffres. Plus la force de grossissement augmente, plus la lentille convergente s'approche de la lentille supérieure, et plus le porte-oculaire devient court. Il existe une autre forme d'oculaire, dite oculaire de Ramsden ou oculaire positif. On y trouve également deux lentilles plano-convexes; mais leurs deux convexités se regardent, et elles sont plus rapprochées. L'image se forme ici, non pas entre la lentille convergente et l'oculaire, mais à une faible distance au-dessous de la lentille convergente. Ce genre d'oculaire est peu employé.

L'oculaire à lentille convergente bi-convexe, dit oculaire orthoscopique de Kellner, présente une modification

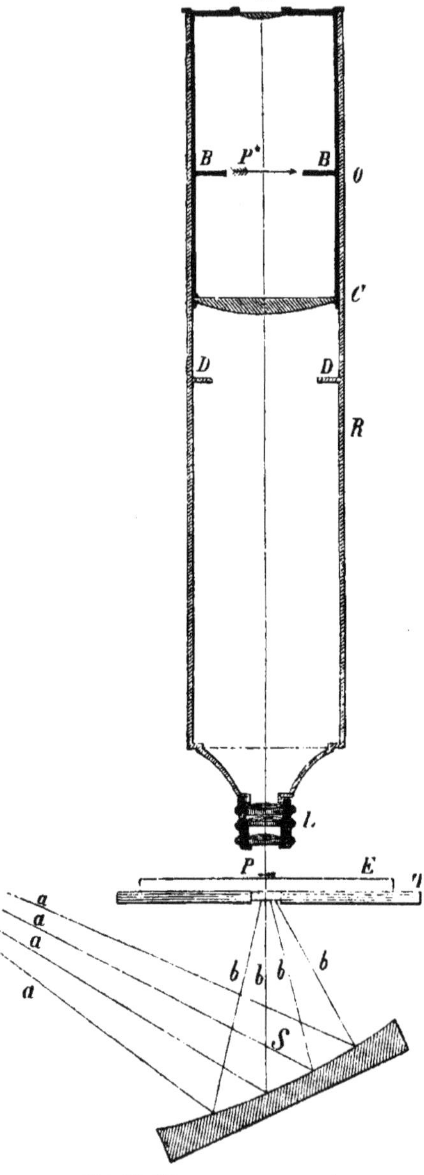

Fig. 13. Microscope composé.

de l'oculaire de Huygen ou oculaire négatif. Il fournit un champ visuel très-plat et très-grand, sans augmenter pourtant d'une manière sensible, ce que je suis obligé de reconnaître avec Harting, les autres propriétés optiques.

On a proposé de fabriquer l'oculaire de Huygen aussi exempt que possible de toute aberration de sphéricité et de réfrangibilité, de le rendre aplanatique, et de le relier ainsi à un système d'objectif aplanatique. On trouve ces oculaires aplanatiques dans plusieurs instruments. Leur grossissement est faible, et leur champ visuel petit.

On se sert habituellement d'une disposition tout autre. Elle consiste à ne pas employer des oculaires complétement aplanatiques, mais à corriger, au moyen des aberrations de l'oculaire, les aberrations opposées des objectifs. On unit, dans l'aberration chromatique aussi bien que dans l'aberration de sphéricité, des objectifs corrigés par excès et des oculaires corrigés par défaut. Une combinaison d'objectifs, autant que possible, aplanatiques, produirait de nouveau, par leur union avec un oculaire ordinaire, une image défectueuse. Tandis que des lentilles aplanatiques sont nécessaires pour la loupe et le microscope simple, l'art de bien construire un microscope dioptrique composé consiste à faire disparaître les aberrations du système objectif par les aberrations opposées de l'oculaire, et à obtenir ainsi une image sans défaut, de la même manière qu'une des lentilles doubles d'un système aplanatique est corrigée par l'autre, comme nous l'avons déjà fait observer.

Dans les oculaires, la distance qui sépare la lentille collective de celle de l'oculaire est très-importante. Si l'on rapproche la première lentille de la dernière, l'image augmente; dans le cas contraire, elle devient plus petite. L'écartement des deux lentilles qui composent l'oculaire est généralement bien déterminé par les opticiens; ils choisissent la position donnant lieu aux meilleurs résultats. Aussi la longueur des tubes, qui contribue à augmenter le grossissement, est très-importante pour obtenir le meilleur effet possible dans la combinaison de l'objectif et de l'oculaire. Une correction plus grande par excès dans les lentilles de l'objectif permet l'emploi d'un tube moins long que ne l'exigerait un degré de correction plus faible.

Aux faits optiques déjà cités, il convient d'ajouter celui dont nous sommes redevables à Amici; après en avoir ignoré longtemps jusqu'à l'existence, on lui prête aujourd'hui une attention bien méritée. Je veux parler de l'épaisseur des lames de verre avec lesquelles on a l'habitude de couvrir les objets pendant les observations. L'épaisseur de ces lamelles exerce une grande influence sur la netteté de l'image, quand on se sert d'objectifs à forts grossissements. Un objet qui, sans être couvert, ou qui ne l'est qu'avec des verres très-minces, fournit une image nette, tandis que s'il est couvert avec des lames de verre plus épaisses, cette même image acquiert quelque chose de sombre, de nébuleux, et la facilité d'appréciation des détails diminue. Par contre, beaucoup d'objectifs exigent l'emploi d'un couvre-objet pour produire un effet complet.

En quoi consiste cette influence de la lame à couvrir, et par quels moyens peut-on y remédier?

Soit (fig. 14, P) une lame épaisse de verre, et en *a* un point lumineux d'où émarge un cône de rayons lumineux.

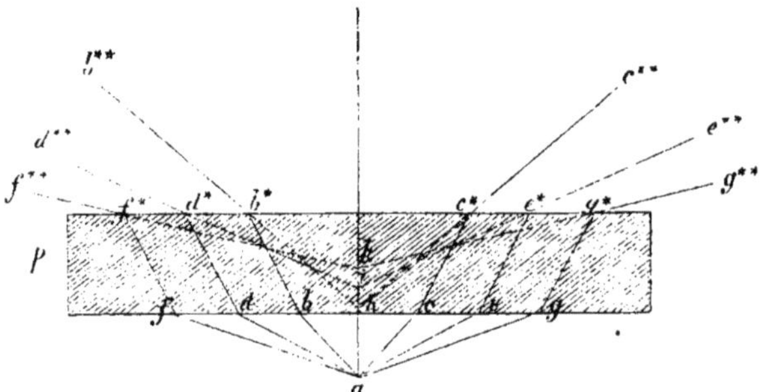

Fig. 14. Action du couvre-objet.

A leur entrée dans le verre, ces rayons seront réfractés avec une intensité diverse; ceux qui tombent plus obliquement en dehors, *af* et *ag*, sont réfractés plus fortement en ff^{*} et gg^{*}, les rayons moyens *ad* et *ae* le sont moins, et les rayons centraux *ab* et *ac* le sont plus faiblement encore. A leur sortie du verre, les rayons les plus extérieurs seront réfractés dans la direction de $f^{*}f^{**}$ et $g^{*}g^{**}$, les rayons moyens dans la direction d^*d^{**} et e^*e^{**}, et les rayons centraux dans celle de b^*b^{**} et c^*c^{**}. L'œil croira donc apercevoir la place lumineuse plus rapprochée dans le verre, et, au lieu d'un point lumineux, il découvrira une série de points superposés, *h* pour les rayons *b* et *c*, *i* pour les rayons *d* et *e*, *k* pour les rayons *f* et *g*. Si, au lieu d'un point, nous avons un objet, il semblera formé d'une série d'images superposées. Nous obtenons donc un effet semblable à celui de l'aberration de sphéricité, et cela avec une augmentation qui est en raison de l'épaisseur plus grande du couvre-objet. On comprend alors comment une marche semblable des rayons lumineux doit nuire à l'image d'un objet non couvert, tandis que cette même image paraît très-nette avec certain objectif; de même, un objectif construit par l'opticien, à l'aide d'un test-objet couvert, ne déploiera toute sa puissance qu'avec l'emploi d'un couvre-objet. Les objectifs faibles laissent peu sentir, il est vrai, cette influence du couvre-objet, mais les objectifs à forts grossissements la mettent en évidence d'une manière notable.

On peut, en changeant la longueur du tube, ainsi qu'en éloignant la lentille supérieure de la lentille collective, obvier à cette influence du couvre-objet. Au point de vue pratique, on doit recommander de n'employer un objectif qu'avec des couvre-objets convenables, et d'avoir pour chaque objectif des couvre-objets appropriés.

De nos jours, on est entré dans une voie nouvelle de plus en plus suivie. En changeant les positions des diverses lentilles d'un objectif, on peut également détruire l'influence des couvre-objets, et n'employer qu'un seul et même objectif pour des objets non couverts, et pour ceux qui le sont avec des lames d'épaisseur diverse. A cet effet, on a rendu mobiles les différentes lentilles doubles d'un objectif, à l'aide d'une vis très-fine, qui permet à l'observateur d'opérer à chaque instant les changements nécessaires. On nomme ces combinaisons : objectifs à correction. Ces objectifs sont naturellement plus chers que les objectifs ordinaires; ils exigent, en outre, une certaine habitude et du temps pour savoir les employer; mais on peut difficilement s'en passer dans les très-forts grossissements.

Il est de règle de rapprocher les différentes lentilles d'un objectif, à mesure que l'épaisseur du couvre-objet augmente; il faut, au contraire, les éloigner, si on se sert de couvre-objets très-minces. Dans l'objectif à correction, dessiné figure 15, 1, c'est un petit curseur métallique (*s*) qui, en s'élevant et en s'abaissant, indique l'écartement des lentilles. On l'a représenté en 2, *a*, *b*, *c* dans ses différentes positions.

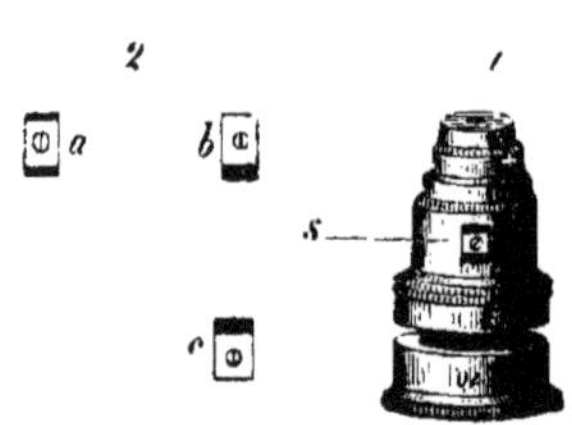

Fig. 15. Objectif achromatique avec appareil de correction.

Maintenant que nous avons appris à connaître l'objectif et l'oculaire, nous pouvons examiner de plus près la construction actuelle d'un microscope composé. La partie optique de l'instrument est de la plus haute importance; la disposition de son support est d'un intérêt bien moindre. De bons objectifs et des oculaires convenables, fixés à une monture très-imparfaite, permettront à l'examinateur de reconnaître des détails de structure fort délicats qui resteront cachés avec un système d'optique imparfait pourvu d'un admirable mécanisme. Cependant, abstraction faite d'un maniement pénible, les supports incomplets ou qui laissent à désirer, sont préjudiciables au microscope, attendu qu'ils empêchent de donner à l'éclairage les modifications nécessaires.

Tout instrument moderne exige plusieurs objectifs formés de lentilles réunies, autant que possible, d'une manière fixe; il doit posséder surtout un objectif faible, un objectif moyen et un objectif plus fort. Les grands microscopes sont généralement plus riches en objectifs. Ils en ont au moins cinq à six, quelquefois plus, et parmi ceux-ci se trouvent ceux qui donnent les plus forts grossissements. Les fabricants modernes ont fait un pas immense dans la construction du microscope, comme nous le verrons plus tard. On ne se sert pas d'objectifs puissants dans les recherches ordinaires; il est donc plus facile de s'en passer que de se priver des combinaisons de force moyenne. Puis un microscope doit posséder plusieurs oculaires, deux au moins, l'un plus faible, grossissant de trois à quatre fois, l'autre plus fort et d'une puissance double.

On pourrait croire qu'un nombre plus considérable d'oculaires serait un avantage pour l'instrument en procurant des grossissements de plus en plus forts. Cependant on se tromperait. Si nous admettons (fig. 16) que l'objectif L projette une image grossie dans le tube R, elle ne sera pas irréprochable, parce qu'on ne peut construire des objectifs mathématiquement exacts. Cette image est grossie par l'oculaire (A), et ses défauts le sont naturellement en même temps. L'oculaire ne nous permet donc pas, comme l'objectif, de pénétrer plus avant dans la structure de l'objet; il nous procure seulement des images grossies. L'emploi d'oculaires plus puissants a cependant l'avantage de nous mieux faire connaître certains objets par cela même qu'ils ont été amplifiés. Toutefois il y a dans l'usage d'oculaires plus forts une limite où l'image devient plus défectueuse. C'est en se servant des oculaires très-faibles qu'on obtient les images les plus belles et les plus élégantes. Néanmoins un grand nombre d'objectifs modernes supportent l'emploi d'oculaires bien plus puissants que ceux d'une époque antérieure, ce qui doit être considéré comme une preuve d'une extrême perfection d'optique.

Il n'est pas nécessaire de chercher à démontrer plus longtemps que le manque d'objectifs ne saurait être compensé par la possession d'un grand nombre d'oculaires. De même il est évident qu'un grossissement obtenu par un objectif puissant avec un oculaire plus faible, a bien plus de mérite que celui qui résulte d'un oculaire puissant et d'un objectif plus faible. D'anciens microscopes allemands ont souvent des lentilles faibles, et sont, par contre, munis d'oculaires extrêmement forts, ce que l'on doit regarder comme une imperfection. A ce dernier point de vue, les instruments de Schiek se trouvaient, au commencement de 1840, bien inférieurs à ceux d'Oberhæuser.

Le tube du microscope, recouvert à l'intérieur d'une couche légère de couleur noire, comme le porte-oculaire, se compose d'une seule pièce (fig. 16, R) et ne peut, pour cette raison, être allongé; ou possède, comme les télescopes, deux pièces qui glissent l'une dans l'autre. Cette dernière disposition est évidemment meilleure, à cause des propriétés d'optique dont nous avons déjà eu l'occasion de parler.

Les objectifs (L) sont fixés à la partie inférieure du tube à l'aide d'un pas de vis simple.

L'objet à examiner (P E) se pose sur une platine (T) formée de la plaque métallique horizontale, percée à son centre, comme nous l'avons fait observer à l'occasion du microscope simple. La platine ne doit être ni trop petite, ni surtout trop étroite.

On doit pouvoir, selon les circonstances, rapprocher ou éloigner l'un de l'autre, l'objectif et l'objet à examiner. Tout microscope composé possède à cet effet des dispositions particulières pour le placement de l'objet. Nous indiquerons comme une construction primitive celle où l'on fait glisser, à l'aide de la main, le tube dans un pied en métal, ce qui n'est usité que par nécessité dans les grossissements faibles. Afin d'obtenir des changements de position plus convenables, on a recours à différents moyens. On peut, à l'aide d'un simple système de rappel, s'il est bien fait, atteindre une position assez exacte. D'anciens instruments ne possèdent souvent que ce seul procédé. En général, le tube du microscope peut s'élever ou s'abaisser le long de la tige à l'aide d'une vis. Avec un tube fixe, on se servait plus rarement d'une platine mobile, disposition moins recommandable.

Les montures modernes, exécutées avec plus de soin, sont munies d'un double système de mouvement; l'un sert à opérer les changements d'une exactitude moins ri-

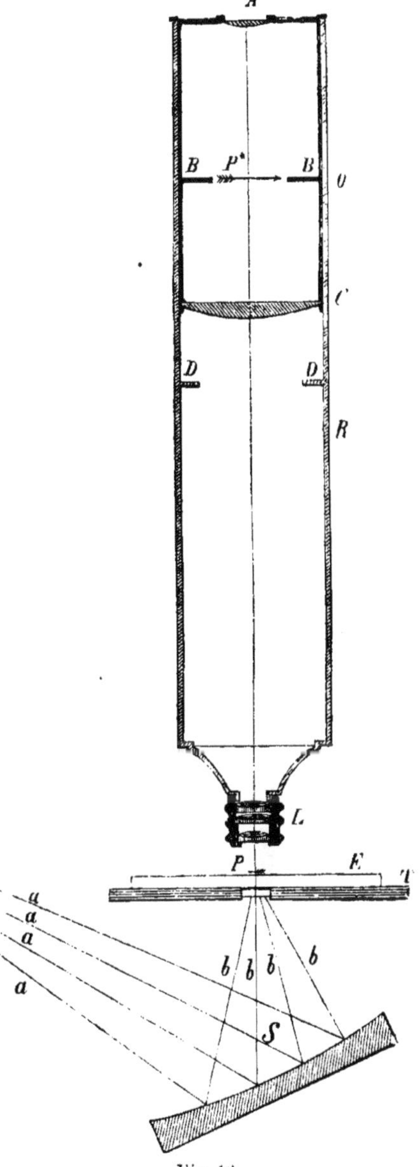

Fig. 16.

goureuse, tandis que l'autre est employé pour opérer les mouvements les plus délicats et les plus précis. Une semblable construction mérite naturellement la préférence. Les mouvements ordinaires sont produits par un système de rappel, ou bien on fait glisser à la main, et autant qu'il est nécessaire, le tube du microscope dans l'anneau qui l'entoure, ce qui suffit, et l'on peut dire que ce mécanisme, vu sa simplicité, est le plus pratique. Afin d'arriver à toute la précision possible dans la position de l'objectif, on a recours à une vis dite micrométrique, travaillée avec soin, vis qu'un observateur habile ne quitte pas tant que durent les expériences délicates et lorsque l'on emploie de puissants objectifs.

On se sert de la lumière directe pour éclairer l'objet, mais rarement et seulement avec des objectifs faibles. Une plus grande lumière est-elle nécessaire, on l'obtient à l'aide d'une lentille convergente, mobile, à grand foyer (fig. 17, *a*), fixée sur un pied (*dbc*), ou placée dans un anneau au-dessus du tube du microscope.

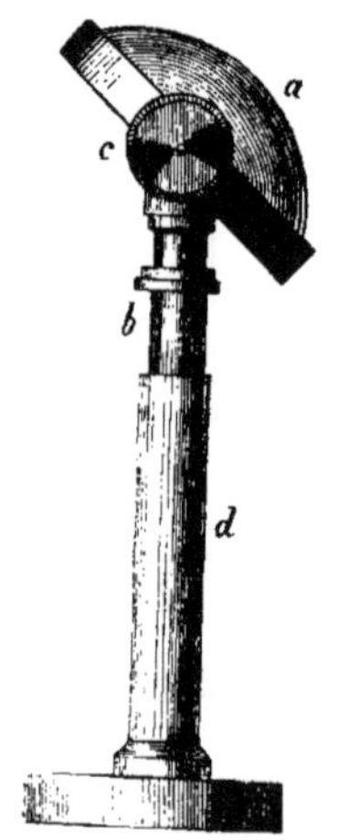

Fig. 17. Lentille servant à éclairer.

L'éclairage le plus habituel se fait au moyen de la lumière transmise, qui, reçue par un miroir situé sous la platine (fig. 16, S), est réfléchie à travers son ouverture sur l'objet (P).

Le miroir doit être fixé à la monture de manière à pouvoir se mouvoir en tous sens. La disposition adoptée dans beaucoup de petits instruments, où le miroir ne peut être mis en mouvement qu'autour de son axe horizontal, est très-incomplète. Les petits microscopes n'ont qu'un miroir concave qui réfléchit, en les faisant converger vers l'ouverture de la platine (*bb*), les rayons lumineux (*aa*) qui tombent sur sa surface. Les grands instruments possèdent un miroir dont une face est concave, tandis que l'autre est plane. Cette dernière face donne un éclairage moins intense que la première ; c'est pour cette raison qu'on ne l'emploie que dans les grossissements faibles.

Un éclairage bien conditionné est d'un puissant secours dans les travaux microscopiques et ne saurait s'obtenir uniquement par les dispositions indiquées jusqu'à présent. Des appareils particuliers sont indispensables à cet effet. Dans beaucoup de recherches, entre autres dans celles sur des objets déliés et à contours fins, la lumière réfléchie à travers l'ouverture de la platine donnerait un éclairage beaucoup trop vif. Il faut donc écarter une partie des rayons. On atteint ce but en diminuant l'ouverture de la platine par l'emploi d'écrans ou, comme on les appelle, de diaphragmes. Il existe deux formes de diaphragmes : le diaphragme tournant et le diaphragme cylindrique. Le diaphragme tournant (fig. 18, *a*) a une forme circulaire. Il est assujetti au-dessous de la platine au moyen d'une vis à tête et percé d'une série d'ouvertures rondes (à l'exception de la plus grande), dont le diamètre, de plus en plus petit, rétrécit l'ouverture de la platine. Les plus petits trous sont employés avec les plus forts grossissements.

Les diaphragmes cylindriques sont des tubes portant à leur extrémité supérieure un disque circulaire percé d'une ouverture plus ou moins grande (fig. 18, *b*, *c*). On les place dans l'ouverture de la platine, soit d'une manière immédiate, soit entourés d'un anneau. S'ils sont appelés à développer toute leur puissance, on doit pouvoir les élever ou les abaisser par un mécanisme quelconque.

Ces deux dispositions remplissent également le but proposé ; cependant le diaphragme cylindrique mérite la préférence, attendu qu'on obtient à l'aide de ce dernier des nuances plus délicates dans l'éclairage. Ces deux sortes de diaphragmes se trouvent réunis dans beaucoup d'instruments anciens.

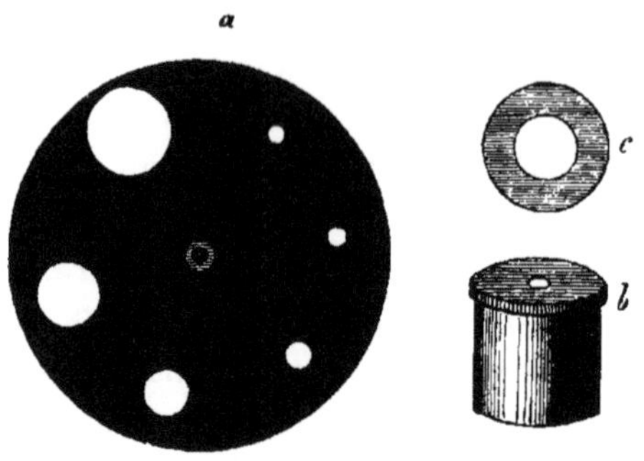

Fig. 18. Diaphragmes : diaphragme tournant *a* ; diaphragme cylindrique, *b*, *c*.

Dans certains cas, il est nécessaire de laisser arriver sur l'objet les rayons lumineux émanant du miroir, avec une direction plus ou moins oblique (éclairage oblique), au lieu de se servir de l'éclairage ordinaire que l'on nomme éclairage à lumière centrale. Il faut, à cet effet, que le miroir soit extrêmement mobile, car on a parfois besoin de le placer dans des positions tout à fait latérales.

On modifie l'éclairage d'une façon plus considérable en insérant dans l'ouverture de la platine une lentille convergente ou certaine combinaison de plusieurs lentilles. Dans ce cas on peut, avec le miroir plan, en élevant ou en abaissant la lentille, porter sur l'objet les rayons lumineux réunis au foyer, ou bien les faire converger, avant leur réunion au foyer, ou enfin les faire arriver en divergeant, après leur réunion. Le miroir concave, uni à une lentille semblable, donne aussi parfois un très-bel éclairage.

Il y a déjà plusieurs années que Dujardin a inventé un appareil d'éclairage composé de lentilles achromatiques. Plus tard, les Anglais ont mis le plus grand soin à la construction de cet appareil et notamment du condensateur qu'ils ont beaucoup amélioré. La figure 19 nous montre un condensateur de construction parfaite. Au-dessous du condensateur se trouve un diaphragme tournant qui peut couvrir tantôt une petite, tantôt une grande partie de son bord, tandis que d'autres ouvertures ont la faculté d'obscurcir la partie centrale de la lentille; par ce moyen, il est possible d'obtenir des effets spéciaux, analogues à certains résultats provenant de la lumière oblique.

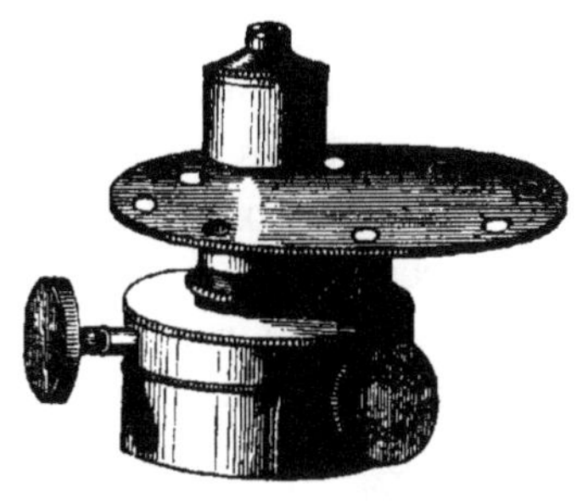

Fig. 19. Condensateur achromatique par Smith et Beck.

Un excellent condensateur, en tout semblable à l'appareil d'éclairage construit par Dujardin, et composé de trois lentilles achromatiques, m'a été envoyé récemment par Hartnack. On peut visser des diaphragmes sur la lentille supérieure. L'appareil se pose dans la platine comme un diaphragme cylindrique. Mais, un condensateur achromatique étant très-cher, on le remplace, du moins, en partie, par l'emploi d'une lentille plano-convexe ordinaire. La figure 20, 1 nous montre une de ces lentilles enchâssée dans le petit tube d'un diaphragme cylindrique ordinaire. Au numéro 2, la lentille est recouverte d'un anneau noir, de manière que la partie centrale donne seule passage aux rayons lumineux, tandis qu'au numéro 3, la partie centrale est obscurcie par un petit disque noir qui ne laisse à découvert que le bord. On peut recommander l'emploi de cette dernière disposition à ceux dont le microscope est établi de façon à ne pas permettre de placer le miroir dans une position oblique.

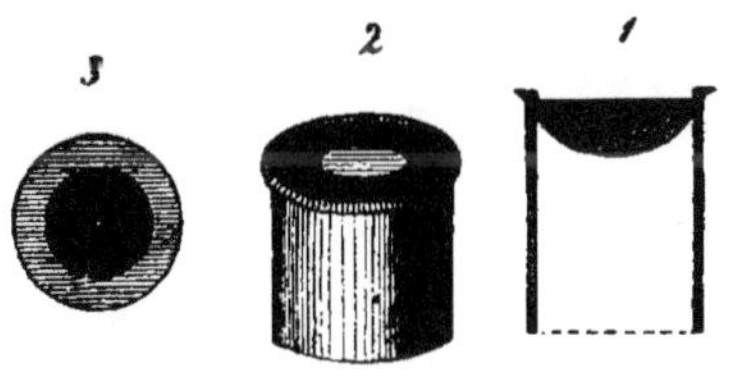

Fig. 20. Condensateur ordinaire : 1, dans son diamètre ; 2, avec un obscurcissement annulaire ; 3, avec un obscurcissement central.

Pour faire des expériences à la lumière polarisée, ou quand on transforme le microscope en appareil photographique, on a besoin, comme nous le verrons plus tard, de ces lentilles.

Il peut être utile de jeter encore un coup d'œil, à la fin de ce chapitre, sur quelques microscopes, afin de montrer par des exemples comment les opticiens sont arrivés, par des voies différentes, aux perfectionnements nécessaires.

La figure 21 représente un petit instrument de Nachet, de Paris, avec une monture très-simple et cependant suffisante pour la plupart des observations. Le tube du microscope qui reçoit l'oculaire peut s'élever ou s'abaisser par frottement dans un anneau et sert aux ajustements d'une moindre exactitude. On obtient plus de précision au moyen d'une tête de vis placée à l'extrémité supérieure de la tige. La platine a une largeur suffisante; au-dessous se trouve un diaphragme tournant destiné à écarter les rayons. Des valets qui s'ajustent sur la platine et qui sont destinés à maintenir les lames de verre, s'enlèvent à volonté. Le miroir est porté par le pied arrondi et se laisse mouvoir librement. On peut, en outre, l'écarter de l'axe et l'employer dans l'éclairage oblique. Pour l'éclairage avec la lumière directe, on se sert de la lentille représentée figure 21. On observera une construction tout à fait semblable dans le petit microscope de Zeiss, d'Iéna, figure 22. Cependant la position du miroir est différente; en outre, le diaphragme, placé sous la platine, a une forme convexe, tournée en haut, afin que son ouverture se trouve le plus

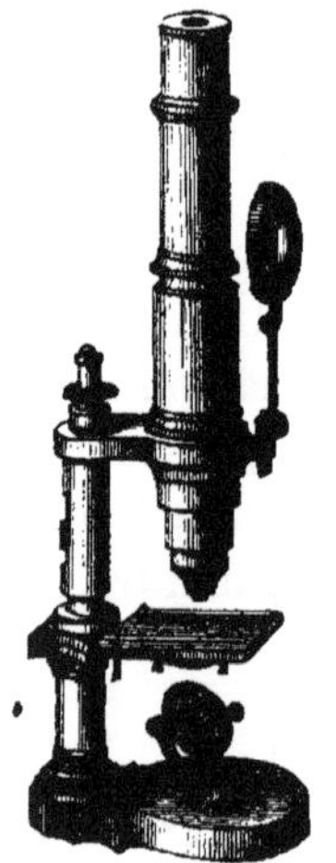

Fig. 21. Petit microscope de Nachet.

près possible de l'objectif. La monture de ces deux instruments est très-convenable; elle a été imitée, avec de légères modifications, par d'autres opticiens. Sans doute on peut arriver encore à simplifier davantage les montures; cependant cet instrument sert dans un grand nombre d'expériences, comme, par exemple, lorsque l'éclairage oblique est écarté.

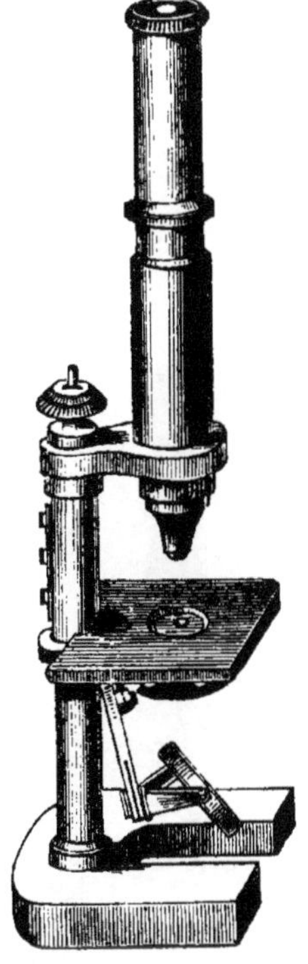
Fig. 22. Petit microscope de Zeiss.

Le grand microscope à fer à cheval, figure 23, inventé par Oberhäuser, à Paris, possède une des montures les plus commodes. On a beaucoup cherché à l'imiter, et je n'en connais point qui réunisse, à un aussi haut degré, l'avantage d'un emploi facile à celui d'une construction très-simple.

Le mouvement rapide s'opère également ici, dans la monture ancienne, par glissement du tube dans l'anneau; dans la construction moderne, il a lieu à l'aide d'une vis de rappel. Le tube lui-même peut être raccourci. Les mouvements lents sont effectués par la vis micrométrique munie d'un ressort placé dans un cylindre creux; elle se trouve sous la platine et sert en même temps à faire mouvoir un deuxième tube qui enveloppe le premier et qui est en rapport avec l'anneau du corps du microscope. Les diaphragmes entourés d'un cylindre sont supportés par une espèce de chariot et rendus mobiles par l'élévation ou l'abaissement du cylindre. Désire-t-on remplacer un diaphragme cylindrique par un autre, on retire le cylindre qui le supporte et on l'introduit derechef, de bas en haut, après l'avoir muni d'un nouveau diaphragme. Veut-on obtenir un éclairage oblique (fig. 24), il faut retirer le chariot et tout son appareil. Avec ce dernier éclairage, on est libre d'imprimer à la platine un mouvement de rotation, de telle manière que les rayons lumineux, tombant obliquement, peuvent atteindre l'objet sur tous les points. Fixé à une pièce rectangulaire qui se trouve dans l'échancrure ménagée entre les deux supports métalliques, le miroir est mobile et permet les positions les plus variées. Le gros et lourd fer à cheval sert de base à tout l'instrument. Une lentille de dimension assez considérable, montée, à l'extrémité d'un support particulier (dans le genre de la fig. 17), se pose à volonté devant l'instrument.

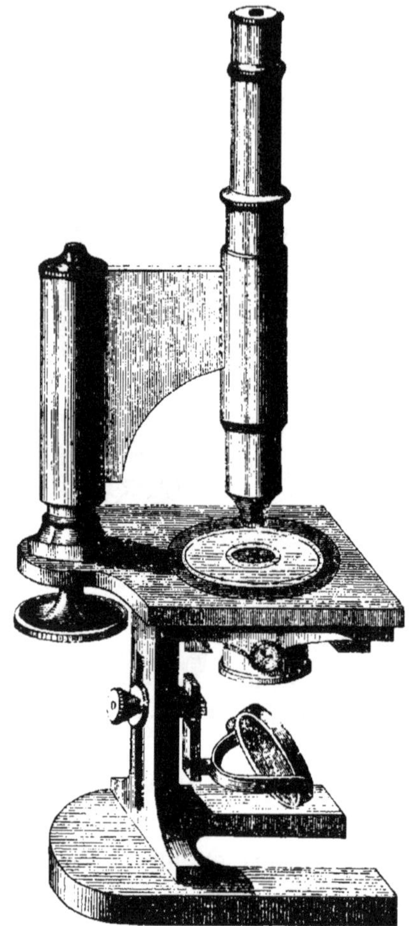

Fig. 23. Grand microscope à fer à cheval d'Oberhäuser et de Hartnack.

Un modèle plus petit du même appareil ne possède pas de platine tournante et ne permet pas d'élever ou d'abaisser le miroir dans une échancrure, quoique la position oblique soit encore possible. Cet instrument, très-bon et moins cher, sort aussi de la maison Hartnack. On peut se procurer les deux appareils munis d'une charnière pour la position oblique.

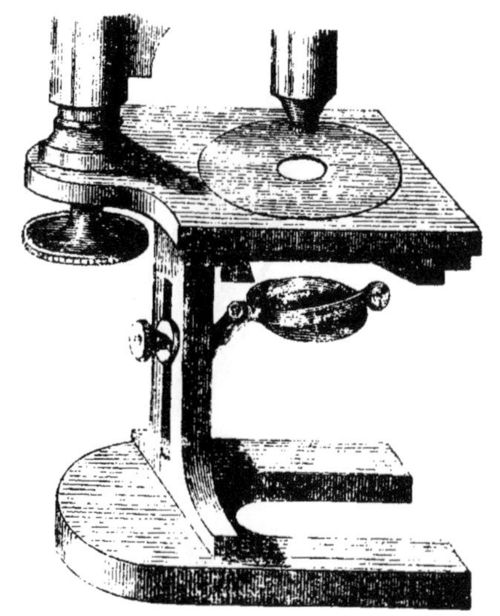

Fig. 24. Même instrument, avec un éclairage oblique.

Comme exemple d'un instrument bien plus compliqué, et même trop compliqué suivant l'opinion des savants du continent, nous donnons (fig. 25) le grand microscope de Smith et Beck, de Londres. Une foule de mouvements qui n'exigent que le secours de la main, dans l'appareil d'Oberhäuser, sont confiés ici à des vis. Tout l'instrument est suspendu entre deux colonnes, et peut ainsi être placé obliquement et horizontalement. Le miroir possède assez de liberté dans les mouvements. La platine est munie d'accessoires en surabondance, mais elle permet (et c'est là un avantage sur l'instrument d'Oberhäuser) l'introduction d'un condensateur complet.

Enfin le grand microscope récemment construit par Nachet (fig. 26) offre également de grandes complications, mais un mécanisme remarquable.

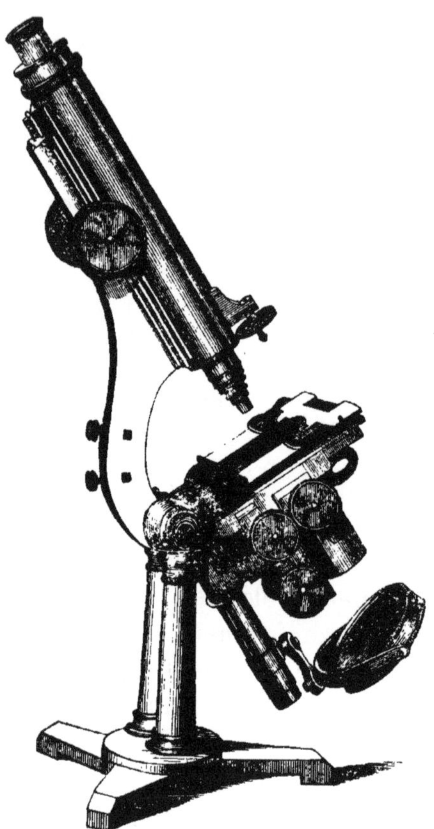

Fig. 25. Grand microscope de Smith et Beck.

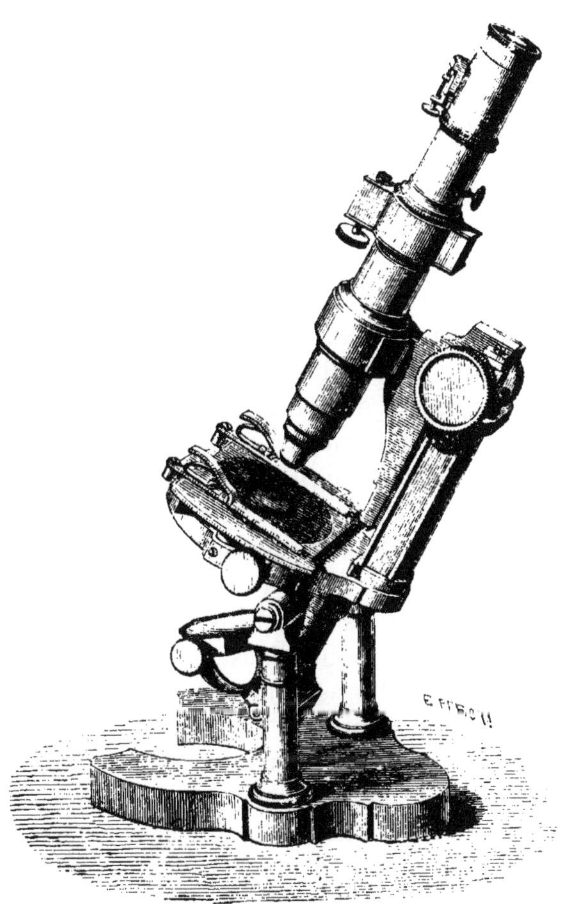

Fig. 26. Grand microscope de Nachet, de construction récente.

CHAPITRE II.

Appareils pour mesurer et pour dessiner.

Il n'est point nécessaire de faire remarquer combien il importe de pouvoir, dans des travaux scientifiques, mesurer les corps perçus à l'aide du microscope. En effet, dès l'enfance de la micrographie, on avait déjà indiqué des moyens assez ingénieux pour arriver à déterminer les dimensions des objets. Le lecteur trouvera sur cette matière tous les renseignements nécessaires dans l'ouvrage si remarquable de Harting.

Nous possédons aujourd'hui des appareils d'une précision relativement très-grande. On distingue surtout deux formes de micromètre : le micromètre à vis et le micromètre en verre.

Le micromètre à vis est un instrument un peu compliqué; mais fait avec soin, il est d'une grande précision, c'est ce qui le rend très-cher. Nous allons indiquer sa construction. On comprend facilement que si un fil est disposé en travers de l'oculaire, on peut, au moyen d'une platine susceptible d'être mise en mouvement par des vis, faire glisser un objet microscopique dans le champ visuel, de manière qu'il touche d'abord le fil avec son bord antérieur, puis qu'il passe peu à peu par-dessus, jusqu'à ce qu'enfin le fil ne soit plus touché que par le bord postérieur de l'objet. Eh bien! le micromètre à vis est une platine mobile du même genre; c'est une double plaque dont la partie inférieure est fixée sur la platine du microscope, tandis que la partie supérieure se meut sur l'inférieure au moyen d'une vis micrométrique très-fine. On peut lire, sur l'index de la plaque supérieure ou sur le tambour divisé de la vis, le degré de mouvement à imprimer à celle-ci pour faire passer l'objet de la manière indiquée à travers le champ visuel. Les unités de ces micromètres à vis varient. Ceux de Plœssl donnent $^1/_{10\,000}$ de pouce de Vienne; ceux de Schiek, $^1/_{1\,000}$ et $^1/_{10\,000}$ de ligne de Paris. L'oculaire à vis micrométrique présente une modification utile du micromètre à vis. On se sert plus rarement aujourd'hui du micromètre à vis, qui est très-cher; on le remplace par le micromètre en verre, qui est bien plus simple et à meilleur marché.

On sait que l'art de tracer sur une plaque de verre, à l'aide d'une pointe de diamant, des divisions très-fines, a fait d'immenses progrès; et, dans un chapitre ultérieur, nous apprendrons à connaître le test-objet de Nobert, produit merveilleux de cet art.

Ainsi maintenant, on divise la ligne, avec une grande netteté, en 100, 500, 1,000 parties. Il existe des micromètres en verre où tous les traits ont la même longueur. Mais on doit préférer ceux dont les grandes divisions sont indiquées par des traits saillants qui dépassent les autres, comme cela a lieu dans nos instruments ordinaires de mesure. Des modifications que l'on peut appeler pratiques pour certains usages, consistent à couper à angle droit la première série de lignes par une seconde série, et cela généralement de manière à former des espèces de cases carrées.

Ces micromètres, faisant fonction de porte-objets, sont d'un emploi facile. Supposons l'un d'eux divisé en 500es de ligne : on comprendra aisément qu'un objet qui occupe deux de ces intervalles a une dimension de $^1/_{250}$, tandis qu'un autre, qui en remplit 5, a une dimension de $^1/_{100}$.

Toutefois, quelque avantageuse que paraisse être au

premier aspect cette méthode, elle présente néanmoins de grands inconvénients, de sorte qu'on ne s'en sert plus aujourd'hui. D'abord, la petitesse d'une foule d'objets exige l'emploi de micromètres à divisions très-fines, et, par conséquent, très-chers. Ensuite, le nettoiement les altère et les use vite. En outre, et c'est là un fait bien plus important, les objets que l'on veut mesurer, même quand on les a transportés adroitement sur le micromètre, se trouvent souvent dirigés obliquement et non perpendiculairement par rapport aux divisions. Enfin, on a souvent à calculer des fractions d'intervalle, telles que l'œil peut facilement commettre des erreurs.

En conséquence, on a abandonné, excepté dans quelques cas particuliers, le micromètre en verre servant de porte-objet.

Actuellement, c'est dans l'oculaire que l'on introduit ces micromètres tracés sur une lame de verre ronde. On les nomme oculaires micrométriques. Ils sont placés sur le diaphragme, c'est-à-dire entre la lentille collective et l'oculaire (fig. 16, B).

L'action de ces oculaires micrométriques (fig. 27) est naturellement tout autre. Quand la lame de verre est posée sur la platine, la division et l'objet sont grossis également par l'ensemble de l'appareil dioptrique ; tandis que le micromètre, dans ce dernier cas, c'est-à-dire, quand il est placé dans l'oculaire, n'est grossi que par la faible lentille de l'oculaire, et apparaît à l'œil en même temps que l'image de l'objet qu'on veut mesurer, image grossie par l'objectif et ensuite un peu diminuée par l'action de la lentille collective. Ici nous pouvons nous servir de micromètres en verre à divisions plus espacées, et con-

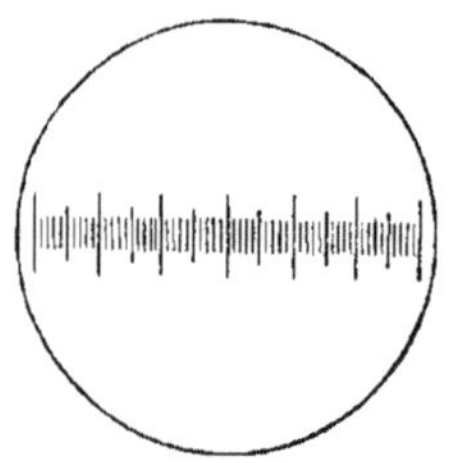

Fig. 27. Oculaire micrométrique.

séquemment plus exacts et moins chers. Leur détérioration n'est pas à craindre par l'usage, et l'on parvient immédiatement à mesurer sur toutes les platines un corps quelconque dans toutes ses positions. Il suffit de remplacer l'oculaire ordinaire par celui qui renferme un micromètre et de l'introduire dans le tube en lui imprimant un mouvement de rotation. Il faut néanmoins signaler comme inconvénient inhérent à cette méthode la difficulté d'apercevoir les divisions du micromètre au-dessus de l'objet qu'on veut mesurer quand celui-ci est trop opaque. Tout microscope devrait être pourvu d'un pareil oculaire micrométrique qui ne coûte que 15 ou 20 fr. La distance à laquelle chaque observateur distingue nettement un objet, étant très-différente, il est nécessaire de pouvoir donner à l'oculaire micrométrique des positions variées à l'aide d'une combinaison de vis, afin que les divisions micrométriques et les détails de l'objet se présentent en même temps à toutes les espèces de vue d'une façon précise.

Mais il importe de ne pas oublier, dans l'emploi de l'oculaire micrométrique, que sa valeur toute relative dépend de la force des objectifs employés (ce qui la rend très-variable dans le système à immersion), et aussi de la longueur du tube qui modifie également la dimension de l'objet. Le tube doit être complétement tiré quand on mesure.

Nous possédons un moyen bien simple pour déterminer la valeur du micromètre de l'oculaire; nous nous servons, à cet effet, d'un micromètre en verre placé sur la platine. Supposons-le formé d'une ligne de Paris divisée en 100 parties; si, avec l'objectif A, l'oculaire micrométrique nous fait voir cinq de ses divisions couvrant exactement une division du micromètre inférieur, la valeur de l'une de ses divisions est donc pour l'objectif A de $^1/_{500}$.

Afin d'atteindre une plus grande exactitude, il faudrait

toujours se servir, pour mesurer, de parties différentes du micromètre placé sur la platine, et prendre, comme moyenne, de dix à quinze divisions. A cause de l'aberration de sphéricité qui pourrait se rencontrer, il convient de ne faire jamais usage que de la partie centrale du champ visuel. D'après cette méthode, on calcule, pour son microscope, la valeur de l'oculaire micrométrique appliqué aux objectifs, puis on en dresse un tableau.

A côté de cet oculaire micrométrique si simple, et qui répond à presque toutes les exigences, on en a construit d'autres diversement modifiés sur lesquels je ne m'étendrai pas davantage. Ceux que cette question intéresserait pourront lire, dans l'ouvrage de Harting, le chapitre qui la concerne.

Dans toutes les recherches de dimensions des objets microscopiques, il s'agit naturellement de connaître l'unité de mesure qu'on emploie. Généralement, les micrographes se conforment aux mesures de leur pays; les Anglais ont le pouce qu'ils divisent en 10 et en 12 lignes; les Français, la ligne de Paris et le millimètre. En Allemagne, on se sert ordinairement de l'une ou de l'autre de ces deux unités; cependant la ligne viennoise et la ligne rhénane sont également employées. Mais c'est certainement la mesure de Paris qui est la plus avantageuse, et le millimètre mérite la préférence.

Un millimètre = 0,4433 de ligne de Paris.
0,4724 de ligne anglaise.
0,4587 de ligne rhénane.
0,4555 de ligne de Vienne.
La ligne de Paris = 2,2558 millimètres.
La ligne anglaise = 2,1166 —
La ligne rhénane = 2,1802 —
La ligne de Vienne = 2,1952 —

Afin de faciliter la comparaison des mesures, nous

ajouterons ici un petit tableau de réduction concernant la ligne de Paris et le millimètre.

1.		2.	
Millimètres.	Ligne de Paris.	Ligne de Paris.	Millimètres.
1	= 0,4433	1	= 2,2558
0,9	= 0,3990	0,9	= 2,0302
0,8	= 0,3546	0,8	= 1,8047
0,7	= 0,3103	0,7	= 1,5791
0,6	= 0,2660	0,6	= 1,3535
0,5	= 0,2216	0,5	= 1,1279
0,4	= 0,1773	0,4	= 0,9023
0,3	= 0,1330	0,3	= 0,6767
0,2	= 0,0887	0,2	= 0,4512
0,1	= 0,0443	0,1	= 0,2256
0,01	= 0,0044	0,01	= 0,0226
0,001	= 0,0004	0,001	= 0,0023

Savoir dessiner les objets soumis à l'examen et savoir les mesurer, sont deux choses d'égale importance. Il paraîtra sans doute superflu d'insister sur la valeur du dessin. On y a recours dans toutes les branches des sciences naturelles; car un dessin très-réussi fait souvent comprendre un objet mieux et plus vite que la description la plus minutieuse.

Celui qui s'occupe spécialement d'histoire naturelle ou de médecine devrait, par cela même, n'être pas tout à fait étranger à l'art du dessin. La manière particulière de percevoir à l'aide du microscope rend encore cet art plus nécessaire. En effet, un artiste, habitué à manier le crayon ou le pinceau, peut facilement saisir et exprimer les objets qu'il observe à l'œil nu; mais quand il s'agit d'objets considérés à travers le microscope, il faut d'abord apprendre à les voir justes avant de penser à pouvoir les dessiner d'une manière vraiment utile. Le savant qui connaît bien sa préparation peut, même sans être un grand maître dans l'art du dessin, en retracer une image convenable et suffisante; un artiste infiniment plus habile, mais qui essayera pour la première fois de reproduire l'image d'un objet microscopique, n'obtiendra pas le même résultat. On remarquera dans son travail des erreurs et des choses mal interprétées. Ce qui lui manque, c'est de bien comprendre, tandis que l'observateur se trouve souvent dans la fatale position d'avoir très-bien compris sa préparation, mais de n'avoir pu la rendre avec exactitude ou avec art, sa main n'étant pas habituée au dessin. Pour le micrographe, les moyens ordinaires de représentation, c'est-à-dire le crayon, l'estompe et les couleurs à l'eau, suffisent généralement. Bon nombre de dessins que l'on trace pendant le cours d'une observation, afin d'aider la mémoire, ne seront, en effet, que de simples esquisses; il en est de même de certains objets que l'on voit par hasard, et qui ne méritent d'être reproduits que dans un cahier de notes. On ne saurait donner le conseil de beaucoup dessiner, ne fût-ce que pour éviter de perdre trop de temps. Depuis qu'on a appris à conserver à l'état humide des préparations qui ont l'apparence de pièces fraîches, on en tirera plus d'avantages, pour des observations de longue durée, que d'un cahier contenant de simples croquis. Il importe de mettre le plus grand soin dans le choix des dessins destinés à être publiés. Il est superflu de dessiner chaque préparation et chaque aspect. Une image bien choisie est plus profitable que toute une série de figures moins caractéristiques.

Il est, sans doute, inutile d'entrer dans beaucoup de détails. On peut se servir d'un papier assez rude pour faire les esquisses grossières; mais quand il s'agit de reproduire minutieusement des structures délicates, on doit employer du papier anglais très-fin. On aura des crayons de différentes espèces et provenant des meilleures fabriques. Il faut s'habituer à tracer les premiers contours avec toute la délicatesse possible; on passe ensuite aux tons plus foncés, et l'on n'accentue les ombres vigoureuses qu'à la fin. On apportera le plus grand soin à la taille du crayon (la lime est l'instrument qui donne la meilleure pointe), car comment parviendrait-on autrement à reproduire la finesse d'une foule d'objets microscopiques? Qu'un bon maître de dessin vous enseigne à manier l'estompe; cette façon d'ombrer est la plus expéditive de toutes. On n'oubliera pas non plus de placer invariablement l'ombre à droite; c'est l'unique moyen de produire dans l'image l'aspect des élévations et des creux du modèle. On doit exprimer l'intensité de l'ombre avec soin et fidèlement, car cette intensité caractérise beaucoup d'objets microscopiques.

Avec les couleurs à l'eau, on se sert généralement des procédés de l'aquarelle, rarement de ceux de la gouache. On apprend rapidement leur emploi. Il ne faut pas chercher à obtenir des tons trop crus; il est bon de s'habituer aussi à tracer des lignes très-fines avec la pointe du pinceau chargé de couleur; ces lignes, dans bien des cas, sont préférables à celles que donne le crayon.

On a inventé un grand nombre d'appareils destinés à faire des dessins microscopiques; et, en effet, il est très-avantageux pour le micrographe de posséder un instrument de ce genre bien conditionné, surtout lorsqu'il s'agit d'obtenir une image un peu compliquée et la représentation fidèle, quant à la forme et à la dimension, de ses parties intégrantes.

Tous ces appareils ont pour but de reproduire, moyennant des dispositions particulières, l'image microscopique sur une feuille de papier placée à côté du microscope où une pointe de crayon en suit les contours.

On se sert ordinairement, pour cela, d'un prisme en verre. Le prisme simple à dessin est fixé à un anneau posé sur le tube du microscope, au-dessus de l'oculaire. Il est nécessaire qu'il soit mobile, afin de pouvoir être rapproché ou éloigné de l'oculaire. Un pupitre à dessin, ayant à peu près la forme d'un pupitre à musique, placé devant le microscope, supporte le papier.

Avec nos instruments verticaux, il est plus avantageux d'employer la *camera lucida* de Chevalier et d'Oberhäuser que le prisme en verre; à la vérité, elle est un peu plus chère et coûte de 30 à 50 fr. Elle se compose d'un oculaire compliqué, pourvu de deux prismes, et produit une image complétement renversée. La figure 28 peut aisément nous faire concevoir la construction de cet instrument. Un tube brisé à angle droit A porte le prisme en *d*. Devant le tube se trouve l'oculaire B avec la lentille collective *f* et la lentille *e*. A quelque distance de la lentille est posé le petit prisme en verre C, entouré d'un cercle noir en métal. La marche des rayons lumineux est sensible. Ils arrivent, par le prisme extérieur, à l'œil de l'observateur dont le regard passe à côté de ce petit prisme, traverse l'ouverture du cercle, va tomber sur un papier placé au-dessous, et là aperçoit l'image microscopique dont il est facile de suivre les contours avec un crayon.

On remplace l'oculaire par la *camera lucida* que l'on fixe au tube du microscope avec la vis *c*. On doit régler l'éclairage avec beaucoup de soin, quand on veut voir nettement la pointe du crayon, ce qui est indispensable. Un écran en carton noir placé devant le papier à dessin est d'un bon effet.

Il faut attacher une grande importance à la distance où l'image se produit, distance qui est en même temps celle du papier. L'image sera d'autant plus grande que le papier sera plus éloigné de l'instrument. Il faudrait adopter comme règle de placer le papier tout au plus à la

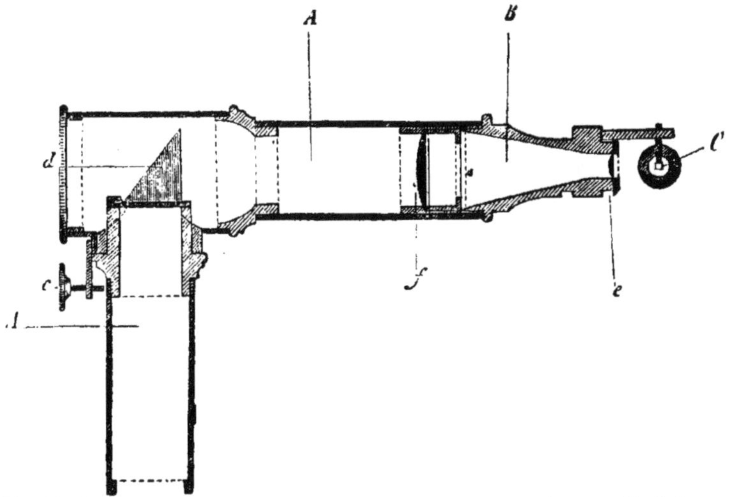

Fig. 28. *Camera lucida* de Chevalier et d'Oberhäuser. (La pièce coudée B forme un angle de 90°.)

même hauteur que la platine, et à côté, c'est-à-dire à 25 centimètres de distance. On peut utilement raccourcir le tube jusqu'à un certain point déterminé. En effet, après avoir mesuré le degré de grossissement obtenu à l'aide de l'objectif et de la *camera lucida*, on arrive, en raccourcissant le tube du microscope et en élevant la table à dessin, à des chiffres ronds, résultat, dans tous les cas, avantageux. Du reste, il serait difficile d'employer avec profit la *camera lucida* autrement que pour dessiner. (Si l'on veut adapter le tube coudé à angle droit de cette chambre claire, munie de son prisme, au microscope horizontal, ce qui, à la vérité, occasionne une perte de lumière, il suffit d'enlever à la *camera lucida* son propre oculaire, et de le remplacer par un oculaire ordinaire.)

Le degré de grossissement sera toujours indiqué, à

côté même du dessin, de la manière suivante bien connue : $\frac{20}{1}$ (grossissement de vingt fois), $\frac{300}{1}$, $\frac{650}{1}$, etc. C'est seulement dans des cas très-rares qu'on peut tout dessiner avec le même grossissement, comme beaucoup de micrographes l'ont proposé. Quelles images on obtiendrait en suivant ce conseil! les unes seraient toutes petites, les autres gigantesques.

Nous comprenons facilement que les micrographes se soient occupés de photographie, précieuse découverte de ces derniers temps; la propriété qu'elle a de fournir une image fidèle d'un objet microscopique devait naturellement se présenter à l'esprit. En attendant, le nombre des observateurs qui se sont livrés à cette science, soit isolément, soit plus habituellement en compagnie d'un photographe de profession, n'est pas considérable. L'ignorance des procédés de la photographie et des difficultés qu'on s'exagère volontiers ont empêché beaucoup de personnes d'entreprendre des travaux micro-photographiques. Néanmoins, les résultats obtenus nouvellement nous montrent ce qu'on peut espérer de la photographie, et notamment quels services elle est appelée à rendre dans les recherches microscopiques.

En 1844, un savant français, M. Donné, publia un atlas d'anatomie microscopique dont les images étaient reçues sur la plaque métallique de Daguerre, à l'aide du microscope solaire, et copiées ensuite. Plus récemment, en fixant ce qu'on appelle l'image négative sur une plaque en verre recouverte de collodium ioduré, on a fait faire un progrès immense à l'art photographique; nous avons reçu de Paris un grand nombre de dessins micro-photographiques qui ont été en partie obtenus avec des grossissements très-forts. Depuis quelques années, MM. Hessling et Kollmann se sont associés avec M. Albert, célèbre photographe de Munich, et publient un atlas composé de feuilles photographiées qui, sous tous les rapports, mérite les plus grands éloges. Plus tard, M. le professeur Gerlach, d'Erlangen, à qui nous sommes redevables de secours précieux sur la théorie du microscope, a imprimé un petit ouvrage plein de charme en vue de répandre la micro-photographie (*De la Photographie comme auxiliaire dans les recherches microscopiques*. Leipzig, 1862). M. Beale vient de traiter le même sujet avec une grande extension; d'autres observateurs ont publié au moins des remarques isolées.

On peut changer facilement, et à peu de frais, comme nous l'apprend M. Gerlach, un microscope composé en appareil micro-photographique, fonctionnant avec la lumière solaire. (Fig. 29.)

On emploie, pour l'éclairage, une lumière concentrée, parallèle, fournie par le miroir concave (*q*) mis en rapport avec une lentille convergente plano-convexe. Il est bon de recourir à des diaphragmes cylindriques ayant de petites ouvertures, quand on veut obtenir des grossissements considérables. On se sert des systèmes d'objectifs ordinaires, mais avant d'en faire usage, il faut les nettoyer avec la plus minutieuse attention, car chaque parcelle de poussière produit une tache dans l'image négative. On enlève l'oculaire, et on fixe, sur le tube du microscope qui est maintenu par un anneau (*i*), l'appareil photographique consistant en une caisse en bois (*d*), supportée par un tube (*g*). C'est à l'extrémité supérieure de cette caisse (*c*) qu'on glissera la plaque de verre (en *b*) destinée à recevoir l'impression de la lumière. L'écran (*b*) ou cadre en bois peut porter un papier huilé et transparent, au lieu de la feuille de verre dépoli d'un appareil ordinaire. Pour le priver de lumière pendant l'opération, on se sert du drap noir habituel enveloppant la tête; l'entonnoir (*a*), qui se trouve sur la caisse, est pourvu à l'intérieur d'une lentille grossissante, afin d'obtenir une image aussi exacte que possible. Pour empêcher que le poids de la caisse ne fasse glisser le tube du microscope (*a*) dans son enveloppe (*m*), on ajuste autour de celle-ci un anneau (*l*) qui peut être resserré par une vis (*k*). On remplace la capsule en cuivre, couvrant l'objectif d'un appareil ordinaire, par une tablette horizontale et noire qui glisse entre le miroir (*q*) et la lentille convergente (*p*) du microscope.

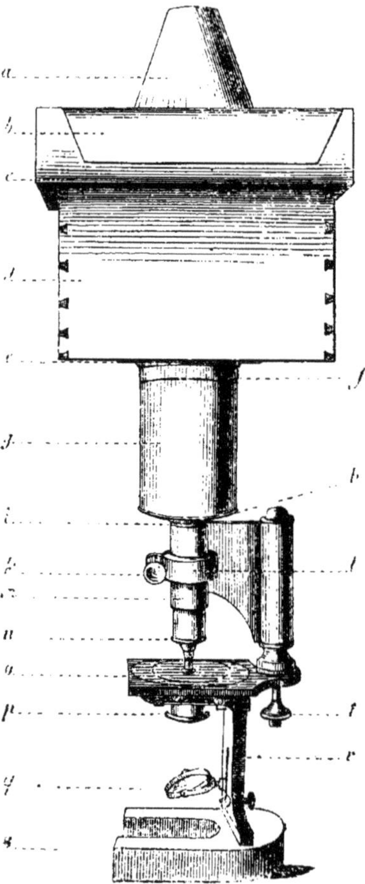

Fig. 29. Appareil micro-photographique de Gerlach ; *a*, cône creux qui se place sur le cadre en bois ; *b*, cadre ; *c*, saillie à la partie supérieure de la caisse ; *d*, caisse ; *e*, anneau en métal au bas de celle-ci ; *f*, anneau métallique en haut du tube en bois ; *g*, tube ; *h*, plaque en métal à l'extrémité inférieure de celle-ci ; *i*, anneau à l'extrémité supérieure du tube métallique ; *k*, vis de l'anneau en métal *l*, qui sert à resserrer l'enveloppe *m* ; *n*, tube du microscope avec les objectifs ; *o*, table, *p*, cylindre métallique pour porter les diaphragmes et la lentille à éclairer ; *q*, miroir ; *r*, tige métallique qui soutient la platine ; *s*, fer à cheval ; *t*, vis micrométrique.

Une chaleur de 14 à 18 degrés Réaumur est la plus convenable pour l'opération. Le temps nécessaire diffère naturellement selon l'intensité de la lumière; il augmente suivant la force des grossissements employés, et varie, d'après les observations de M. Gerlach, quand on opère en plein soleil, entre 5 secondes (pour des objets grossis de 5 à 25 fois) et 40 secondes (pour des objets grossis de

250 à 300 fois). Afin d'obtenir une image dont on puisse se servir, il faut procéder avec le plus grand soin, et ne pas oublier qu'on ne peut guère se dispenser d'ajuster une vis micrométrique (*t*) au microscope photographique, à côté de l'entonnoir ci-dessus mentionné.

Tout le reste de la théorie a été parfaitement décrit par le savant dont nous venons de parler. Les proportions limitées de notre ouvrage ne nous permettent pas de traiter ce sujet avec détail, c'est pourquoi nous nous contentons d'une simple indication en parlant des travaux de cette nature.

On ne doit se servir que d'appareils parfaits et exempts de toute malpropreté. Il est important de n'avoir dans le champ visuel qu'un petit nombre de corps; quelques globules de sang, par exemple, et quelques cellules épithéliales suffisent. Les tissus épais exigent les divisions les plus fines. Les objets à contours pâles demandent des ombres plus prononcées. Aussi, des préparations conservées dans le baume de Canada ou dans la glycérine ne conviennent guère dans le cas présent. Mais on peut remédier à cette pâleur avec la teinture de carmin. Des préparations à injections, faites avec du carmin ou du bleu de Prusse, fournissent de très-belles images. M. Gerlach en a produit récemment qui possédaient leur coloration naturelle !

Si en même temps que l'objet et avec le même objectif on photographie un micromètre dont la division est connue, on pourra facilement, à l'aide d'un compas, déterminer exactement la grandeur de l'image représentée.

Quand il s'agit de photographier des objets plus considérables et à un grand nombre d'exemplaires, ces sortes de micro-photographies conviennent moins, attendu qu'il est impossible d'éviter une dissemblance avec l'objet primitif. Elles sont, au contraire, très-bonnes employées comme objets d'enseignement. Mais, d'après ce que nous connaissons des objets microscopiques qui ont été photographiés jusqu'à ce jour, il nous semble douteux qu'on puisse utiliser, dans des questions de textures très-subtiles, ces sortes d'images. Nous n'exceptons de ce jugement sévère qu'une seule photographie obtenue, à Paris, par M. Lackerbauer, et représentant le *Pleurosigma angulatum*.

Nous savons que, dans ces derniers temps, on a créé des images tellement petites qu'une forte loupe, quelquefois même le microscope devient indispensable pour les mettre en évidence. Le précipité d'argent est tellement fin qu'il faut employer des grossissements notables pour le rendre perceptible.

Ces photographies-miniatures ont conduit M. Gerlach à se servir de l'art photographique afin d'arriver à un grossissement gradué dans les recherches d'objets microscopiques.

C'est ainsi que la première épreuve négative d'un objet, obtenue à l'aide du microscope, est soumise à un nouveau degré de grossissement. On a, de la sorte, une deuxième image négative de l'objet en clair-obscur, qui ne pourrait, par cette raison, être changée en une image positive utile. On y parvient cependant en soumettant la seconde image négative à un autre grossissement, qui donne, à son tour, une troisième image, analogue à la première quant au clair-obscur. On pourra augmenter le grossissement jusqu'à ce que le précipité d'argent devienne perceptible. En diluant les solutions photographiques, et en recourant dans de certaines conditions à l'usage de la plaque de verre, si sensible à la lumière, il est possible de retarder considérablement cette perception. On trouve dans l'ouvrage de M. Gerlach trois images d'une écaille de papillon (*Papilio Janira*) ainsi obtenues avec des grossissements de 265, 670 et 1,460 fois. L'avenir démontrera les avantages pratiques de l'emploi de l'appareil micro-photographique, c'est-à-dire fera connaître jusqu'à quel degré des tissus d'une grande finesse, qui restent invisibles pour l'œil dans une première épreuve, peuvent se manifester dans des épreuves subséquentes.

CHAPITRE III.

Microscope binoculaire, microscope stéréoscopique et microscope à polarisation.

L'idée de faire des microscopes au moyen desquels plusieurs personnes peuvent examiner en même temps un seul et même objet, est assez récente, et, sans aucun doute, de pareils instruments seraient très-utiles à un professeur dans ses démonstrations.

Or, on peut, par l'emploi de prismes placés au-dessus de l'objectif, diviser les rayons lumineux en deux, trois et quatre faisceaux et recourir au prisme achromatique tantôt par réfraction (fig. 30), tantôt par réflexion totale,

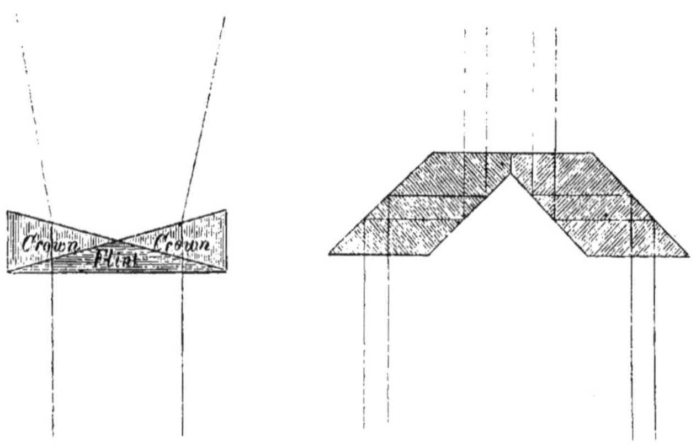

Fig. 30. Fig. 31.

comme le montre la réunion des prismes (fig. 31). Si l'on fait passer chacun des faisceaux lumineux, ainsi divisés, dans des tubes de microscopes placés au-dessus des prismes et tous munis d'un oculaire, il sera permis à plusieurs personnes de se livrer à un examen simultané. Afin que chaque observateur puisse ajuster l'oculaire de la manière la plus favorable à la vision, celui-ci devra se mouvoir dans son tube à l'aide d'une vis.

Par cela même que la lumière, après avoir traversé l'objectif, s'est divisée en deux, trois ou quatre faisceaux, naturellement son intensité a diminué proportionnellement ; toute autre lumière se perd à travers les prismes. Aussi on ne peut se servir que d'objectifs assez faibles avec ces microscopes multioculaires, comme on les a appelés, et les images laissent, en général, beaucoup à désirer. Dans ces derniers temps, Nachet, de Paris, a construit des microscopes binoculaires, trioculaires et quadrioculaires qui ont été répandus dans le commerce.

Le microscope binoculaire peut être disposé de manière à permettre aux deux yeux d'un seul et même observateur de s'appliquer sur les deux tubes. Si l'on donne à ces deux tubes une position correspondant à la convergence des axes oculaires, les deux images se couvriront, et l'on obtiendra une vue, non plus superficielle, mais réelle et solide de l'objet. Nous avons, par ce moyen, le microscope stéréoscopique, seule application utile du microscope binoculaire. C'est à un savant américain, du nom de Riddell, qu'on doit la construction des premiers instruments de ce genre. Depuis cette époque, des opticiens anglais surtout (et notamment la maison Ross, à Londres) ont fabriqué, avec une certaine prédilection, des microscopes stéréoscopiques ; ils ont adopté certaines dispositions qui permettent de transformer facilement les instruments ordinaires en microscopes stéréoscopiques.

La figure 32 met sous les yeux du lecteur la disposition originelle du microscope de Wenham, qui est très-commode.

Au tube principal, A, 1, est joint, d'une manière mobile, le tube 2 qui, par conséquent, peut se rapprocher ou s'écarter du premier. Un petit prisme *a*, dont la forme sera plus facilement comprise par l'inspection de la figure grossie B, s'avance jusqu'à l'axe optique du tube 1. Chaque faisceau lumineux se trouve partagé en sortant de l'objectif, de telle sorte que l'un pénètre, sans déviation, à travers le tube 1, et que l'autre entre dans le tube 2, en traversant le prisme B, après avoir été réfracté dans la direction *abcd*. Nachet, lui aussi, fournit depuis des années de pareils microscopes stéréoscopiques. Les opinions varient sur la valeur de ces instruments, et certainement beaucoup de savants l'ont exagérée. Nous laissons à l'avenir le soin de décider si la science en retirera quelque avantage. Comme exemple, nous avons copié, figure 33, un instrument de ce genre provenant de H. et W. Crouch, à Londres, et un autre de Nachet représenté figure 34.

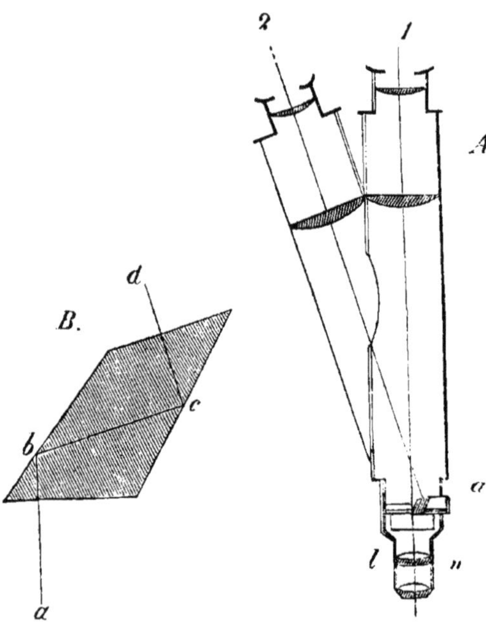

Fig. 32. Disposition du microscope stéréoscopique de Wenham.

Par contre, l'examen des tissus à la lumière polarisée a une grande importance scientifique, car elle nous fait connaître leur structure moléculaire qui, dans les recherches à la lumière ordinaire, nous reste complétement cachée. Il est vrai de dire que l'explication de ce que l'on voit est, dans beaucoup de cas, très-difficile et appartient, en général, au domaine de l'optique ; ce sont là des opérations peu familières aux médecins.

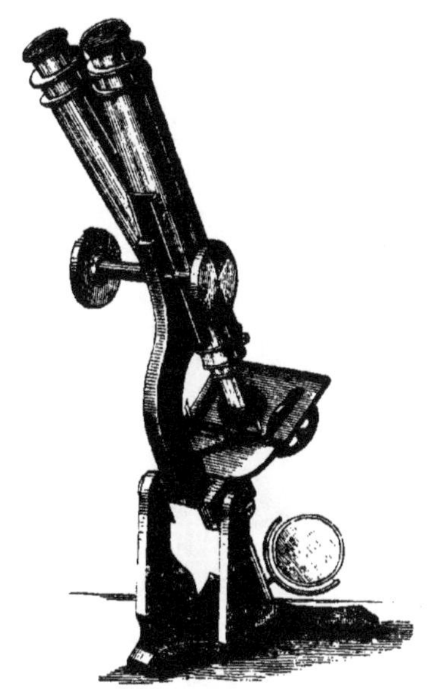

Fig. 33. Microscope stéréoscopique de Crouch.

Il est aisé de transformer en microscope polarisateur tout instrument ordinaire ; il suffit pour cela de le pourvoir d'un polariscope et d'un analyseur. On se sert, à cet effet, des prismes dits de Nicol, composés de spath d'Islande qui réfracte doublement la lumière. On construit ces prismes avec des cristaux de spath calcaire, de manière qu'un seul des deux faisceaux lumineux obtenus par double réfraction traverse le prisme, tandis que l'autre se perd par réflexion.

Le polarisateur se place tout près sous l'objet, et, pour plus d'avantage, dans l'ouverture même de la platine ; l'analyseur, au contraire, reçoit des positions diverses qui ne sont pas toutes également bonnes. En général, les opticiens le mettent au-dessus de l'objectif, dans le tube du microscope, disposition par laquelle on perd trop de lumière, ce qui devient très-désagréable quand on a recours à une réfraction faible. Il y a bien plus d'avantage à placer sur l'oculaire l'analyseur renfermé dans un tube métallique. Toutefois, et surtout quand on se sert d'un petit prisme de Nicol, le champ visuel se trouve diminué d'une manière extraordinaire; mais, par compensation, il offre bien plus de lumière que le grand champ visuel n'en donne dans la première disposition.

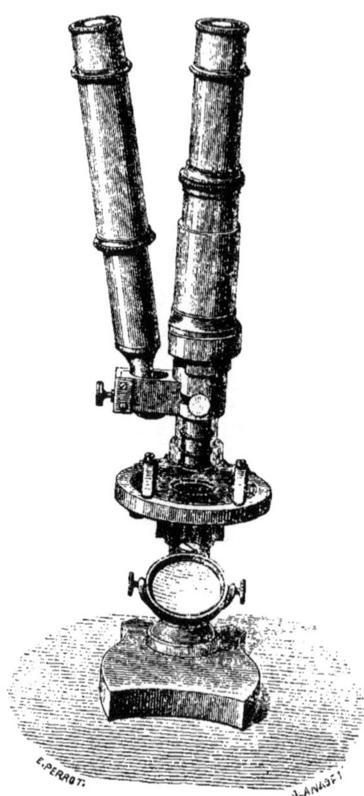

Fig. 34. Microscope stéréoscopique de Nachet.

On place tout d'abord les deux prismes de Nicol de manière que leurs plans de polarisation soient parallèles, et on obtient ainsi l'éclairage du champ visuel. Celui-ci, surtout dans le cas de double réfraction faible, peut n'être pas éclairé avec assez d'intensité. Un condensateur, situé au-dessus du prisme polarisateur de Nicol, rend dans ce cas d'excellents services signalés déjà depuis longtemps par H. de Mohl. Dans ces derniers temps, Hartnack a ajouté au-dessus du polarisateur une lentille plano-convexe en flint, d'une distance focale assez courte, qui contribue à améliorer notablement son appareil. Enfin, plus récemment, il a mis l'analyseur au-dessus de l'oculaire, et cette disposition ne laisse plus rien à désirer.

Si on place les plans de polarisation perpendiculairement l'un à l'autre, en tournant l'analyseur de 90°, on arrive à obscurcir le champ visuel (obscurcissement qui doit être complet dans les bons appareils), et les corps qui réfractent doublement la lumière apparaissent ou éclairés ou bien colorés.

On obtient la rotation de différentes manières, soit en faisant tourner l'analyseur placé sur l'oculaire, soit en le mettant en mouvement à l'aide d'une platine mobile. La platine est-elle fixe et le prisme se trouve-t-il enchâssé dans le tube du microscope au-dessus de l'oculaire? alors les opticiens disposent l'appareil de manière qu'on puisse tourner le prisme dans son anneau.

S'agit-il de reconnaître une double réfraction faible? il faut rendre les objets à examiner aussi transparents que possible. Un objet préparé dans le baume de Canada, qui, pour une expérience ordinaire, serait beaucoup trop transparent, rend ici des services remarquables. Il faut écarter avec soin toute lumière directe dans les expériences minutieuses; on y réussit en plaçant un écran devant ou sur la platine.

De fines lames de gypse et de mica, d'épaisseur diverse, enchâssées au-dessus du polariscope, constituent le moyen auxiliaire communément employé pour obtenir de vives couleurs polarisées et pour décider du caractère des tissus animaux doués de double réfraction. On les oriente alors au-dessous de 45°. La lame de gypse fournit des couleurs plus vives que celle de mica. Parmi ces lames, les plus utiles sont celles dont l'épaisseur donne le rouge de premier ordre. Cependant la puissance de l'appareil polarisateur du microscope est aussi augmentée par l'enchâssement d'une lame tellement mince que le champ visuel n'en peut recevoir aucune couleur.

CHAPITRE IV.

Essai du microscope.

L'essai et la critique des propriétés optiques d'un microscope, au nombre desquelles nous comptons naturellement la force de son grossissement, sont soumis à bien des considérations; et ce travail devient plus difficile encore quand il s'agit d'approfondir des différences très-faibles, notamment entre des systèmes d'objectifs puissants.

Pour déterminer le grossissement d'un microscope, on peut mesurer la distance focale de l'objectif et celle des verres combinés de l'oculaire. Les ouvrages de physique donnent là-dessus les règles à suivre.

Mais il est beaucoup plus facile de mesurer directement l'ensemble des grossissements de chaque combinaison en particulier.

On introduit, à cet effet, un micromètre ordinaire en verre, à divisions très-fines, dans l'oculaire, et l'on place sur la platine du microscope une règle à mesurer. En regardant à la fois avec les deux yeux, ce qui exige de l'habitude pour que la tête et les yeux restent immobiles, on apercevra l'image de la division micrométrique se rencontrant avec les divisions de la règle à mesurer placée sur la platine, et on pourra apprécier les rapports des deux intervalles.

Supposons que la règle à mesurer soit divisée en millimètres, et que le micromètre soit formé d'un millimètre partagé en cent parties égales, si l'on voit deux intervalles de la règle correspondre à une division de l'image du micromètre, le grossissement de la combinaison microscopique sera de 200 fois.

Parlons maintenant de la distance qui doit se trouver entre l'extrémité du tube portant l'oculaire et la surface de la platine, afin d'obtenir un résultat précis en prenant pour mesure la distance moyenne de la vue distincte.

Comme nous l'avons déjà fait remarquer, on a fixé cette distance entre 8 et 10 pouces, soit 25 centimètres. Adoptons ce dernier chiffre pour la vue distincte. Alors l'image que nous avions supposée placée à 20 centimètres de l'œil, se trouvant à 25 centimètres, le grossissement sera de 250 fois. Il est nécessaire de déterminer ainsi la force d'un seul et même objectif avec les différents oculaires, et pour fixer le grossissement des autres objectifs, il suffira d'employer l'oculaire le plus faible, car on trouvera ensuite facilement, par le calcul, la force de grossissement des autres oculaires.

Dans le cours de ces expériences on n'emploie que la division qui se trouve au milieu du champ visuel, attendu que, vu la courbure de celui-ci, on obtiendrait sur les contours une image très-incomplète.

On peut également mesurer, à l'aide d'un compas, l'image micrométrique projetée sur la platine, et en déterminer ensuite la grandeur en la présentant devant la règle divisée.

On se sert aussi de différents appareils de projection, notamment de prismes placés sur l'oculaire.

Les lentilles de tout instrument moderne doivent être parfaitement corrigées au point de vue de l'aberration sphérique. On a employé divers moyens pour bien apprécier cette correction. Les grands travaux sur le microscope de Mohl et de Harting les décrivent d'une façon détaillée. Si on désire se livrer à quelques essais rapides sur les lentilles, on emploiera utilement une lame de verre recouverte d'une couche épaisse d'encre de Chine sur laquelle on tracera, avec la pointe d'une aiguille, de très-petits cercles ou d'autres figures. En regardant à travers l'objectif, et avec la lumière transmise, un de ces cercles, on doit le voir isolé du fond noir et exempt de nuage. Le cercle est-il écarté du point visuel ? alors il paraît s'élargir ; ses contours qui étaient vifs s'effacent presque entièrement sans répandre, soit au dedans, soit au dehors, une plus forte lumière nuageuse sur le champ visuel, qui est noir. On prendra ensuite en considération la correction suffisante de l'aberration chromatique. Elle ne saurait être complète, attendu qu'il n'existe aucun moyen d'écarter ce qu'on appelle le spectre secondaire. Il ne s'agit donc ici que de l'amélioration la plus parfaite possible.

Les objectifs, de nos jours, sont, pour la plupart, eu égard à la dispersion des couleurs, corrigés par excès, et offrent un contour bleuâtre. Les objectifs corrigés par défaut donnent, dans les mêmes circonstances, un bord rouge, moins agréable à l'œil, quoique la vivacité de l'image reste la même. Une condition importante pour le bon usage d'un microscope, c'est que le champ visuel soit tout à fait plat.

Quand on place sur le porte-objet (fig. 35) un micromètre en verre, divisé en carrés, il faut que les lignes de ces carrés paraissent droites (*a*), non-seulement au milieu, mais aussi sur les bords du champ visuel. Des lignes courbes dont les courbures augmenteraient en se prolongeant vers les extrémités, prouveraient une correction défectueuse (*b*, *c*). Cet inconvénient se présente-t-il à un haut degré en se servant d'un objectif ? alors l'image centrale du champ visuel et celle de la périphérie seront si différentes que l'on ne pourra voir que l'une des deux, l'autre s'évanouissant dans une espèce de nuage.

Si, en essayant un microscope, on se borne à des moyens pratiques, il faut, lorsqu'il s'agit d'apprécier le mérite d'un objectif, considérer à quelle fin l'opticien l'a construit; si c'est pour être employé avec la lumière directe ou bien avec la lumière réfléchie par le miroir; et, dans ce dernier cas, voir si l'éclairage doit être central ou oblique. Un objectif peut, par exemple, rendre de grands services avec l'éclairage oblique et devenir très-médiocre avec la lumière centrale; et, au contraire, beaucoup d'opticiens construisent pour l'éclairage central de très-bons objectifs qui cessent de fonctionner avec un éclairage oblique. Il est impossible de satisfaire en même temps à toutes ces exigences si différentes et reposant en partie sur des propriétés physiques en opposition les unes avec les autres. C'est ainsi que, en examinant un objectif, on doit éviter de se borner à un seul genre d'essai.

a

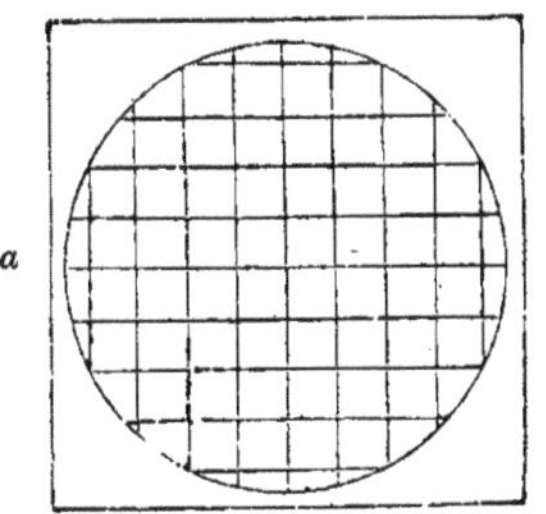

b

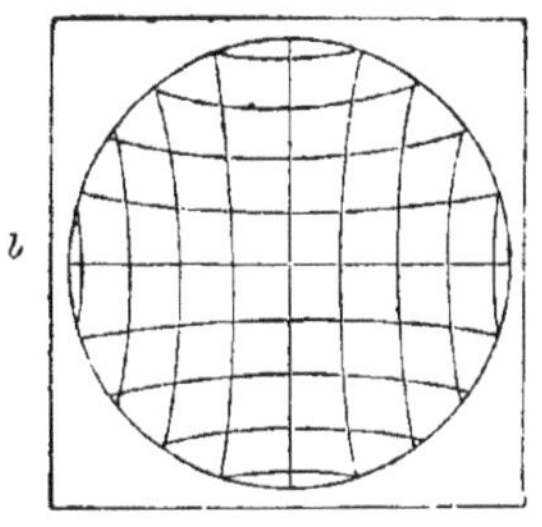

c

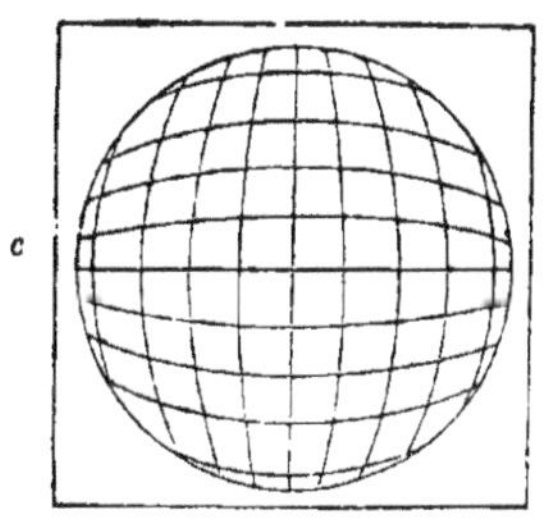

Fig. 35. Micromètre carré en verre.

On peut distinguer dans un objectif deux propriétés : 1° la force qui définit; 2° celle qui pénètre ou analyse. C'est avec raison que Mohl a pu dire que de la première de ces propriétés dépend la possibilité de reconnaître exactement l'ébauche et la forme des corps, et de la seconde, l'appréciation des structures délicates.

1. La puissance de définition d'un objectif est subordonnée à la correction parfaite des aberrations sphériques et chromatiques. Tous les objectifs de nos jours doivent posséder à un degré convenable une pareille correction, quel que soit l'usage auquel on les destine. Des objectifs avec un faible angle d'ouverture donnent une bonne définition plus facilement que ceux dont l'angle est plus grand, car une augmentation considérable de l'ouverture nuit à la puissance de définition. Une certaine habitude est indispensable pour reconnaître un objectif qui définit bien. Les contours de l'image qu'ils présentent paraissent très-fins et très-vifs; des objets placés les uns à côté des autres et ceux placés les uns au-dessus des autres, occupant le même plan optique, laissent voir distinctement leurs contours, et on s'oriente facilement; toute l'image, ressemblant à une bonne gravure ou à une impression avec des lettres bien accentuées, l'ensemble enfin a quelque chose de net et d'élégant. Il suffit, pour constater l'effet contraire, de recourir à un fort oculaire. Alors les contours deviendront épais, incorrects; la netteté de l'image diminuera singulièrement sur tous les points; l'aspect général sera celui d'une impression dont les lettres sont courtes, incertaines. C'est justement cette finesse et cette élégance de l'image qui séduisent d'abord en faveur d'un objectif définissant bien, tandis qu'un objectif doué d'une forte puissance de pénétration donne habituellement des images plus pâles, plus laiteuses et ne permet d'apprécier ses grands avantages qu'au vrai connaisseur.

C'est une chose capitale pour tout microscope destiné à des travaux scientifiques que de posséder, autant que possible, des objectifs définissant bien.

2. La puissance de pénétration ou celle d'analyse d'un

objectif consiste à faire voir à la surface, et même dans l'intérieur d'un objet, des détails très-fins. Les fabricants de microscopes, mus par un sentiment d'honneur, ont fait tous leurs efforts pour arriver à perfectionner ce genre de système, et on leur doit de nos jours d'excellents objectifs. La pénétration d'un objectif dépend de la grandeur de l'angle d'ouverture, et, par suite, de l'obliquité des rayons lumineux que les lentilles peuvent encore recevoir des différents points de la surface de l'objet. S'il s'agit de lignes très-rapprochées d'une surface transparente, qu'elles soient l'effet de stries ou de sillons, l'éclairage oblique, dans ce cas, acquiert une grande importance. Il est évident qu'en passant sur de semblables inégalités, les rayons qui traversent l'objet dans une direction centrale, donneront des résultats moindres que ceux qui tomberont obliquement sur sa surface. C'est ainsi qu'on voit, à l'aide d'un objectif de force moyenne, avec un angle d'ouverture plus prononcé et en recourant à l'éclairage oblique, des choses dont on n'apercevrait aucune trace avec un éclairage central. Au contraire, un objectif ayant un très-grand angle d'ouverture pourra recevoir, tout en se bornant à l'éclairage central, un si grand nombre de rayons très-obliques qu'on obtiendra un résultat pareil à celui de l'éclairage oblique avec une combinaison plus faible. Mais si, en se servant d'un puissant objectif, à très-grand angle d'ouverture, on emploie en même temps l'éclairage oblique, toute incertitude cessera, car il possédera une puissance de résolution que n'atteindra jamais un faible objectif à petit angle d'ouverture.

D'après ce qui vient d'être dit, on comprendra pourquoi les opticiens se sont si fortement appliqués, dans ces derniers temps, à agrandir l'angle d'ouverture.

Les objectifs les plus forts des vieux instruments n'ont pas plus de 50° à 70° d'angle d'ouverture. Cependant la célèbre maison Andrew Ross, de Londres, a fabriqué, dès 1851, de puissants objectifs ayant des angles d'ouverture de 107° à 135°, et, quelques années plus tard, elle leur en a donné jusqu'à 155. Ce chiffre a été dépassé, car, dans ces derniers temps, on a obtenu des angles de 160°, 170° et même de 176°, dont environ 130° à 146° peuvent être considérés comme vraiment utiles.

Ce genre d'objectif, quand il s'agit de puissance de pénétration, possède une haute valeur, mais la puissance de définition des objectifs à angle d'ouverture faible donne relativement de plus utiles résultats. Nous avons déjà parlé (p. 26) de l'influence qu'exerce l'épaisseur des lamelles de verre sur la vigueur des images microscopiques.

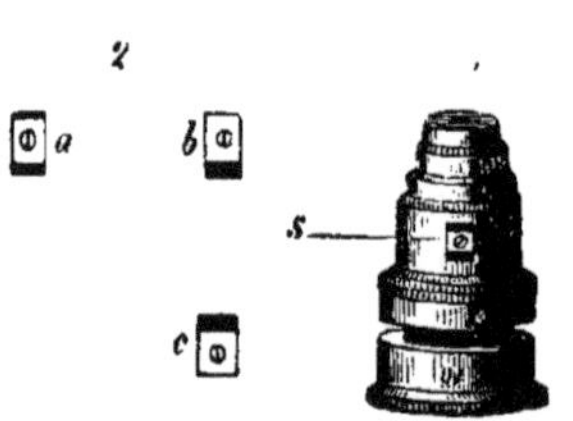

Fig. 36. Objectif avec appareil de correction. (Le curseur métallique *s* indique l'écartement des lentilles.)

On a l'habitude d'adapter à tout objectif puissant l'appareil de correction dont il a été question dans le chapitre précédent, afin de rapprocher ou bien d'éloigner les lentilles les unes des autres, suivant les besoins (fig. 36) et selon qu'on se sera servi de lamelles plus ou moins épaisses. Ces sortes d'objectifs ne s'emploient, en général, qu'à sec, c'est-à-dire avec l'interposition d'une couche d'air entre la surface supérieure de la lamelle couvrant l'objet et la surface inférieure de la dernière lentille; nous disons en général seulement, attendu que cette couche d'air peut être remplacée par une couche d'eau, et, dans ce cas, les objectifs prennent le nom d'objectifs à immersion. D'autres combinaisons intermédiaires peuvent également s'utiliser.

C'est avec raison qu'on a considéré les objectifs à immersion comme un grand progrès. Dans ces dernières années, M. Hartnack, de Paris, s'est acquis une brillante réputation en construisant, avec une grande perfection et à des prix très-modérés, des combinaisons de ce genre qui donnent des grossissements considérables.

Si on demande en quoi consiste la supériorité du système à immersion sur la combinaison ordinaire et à sec des lentilles, nous laisserons parler ici un des micrographes les plus compétents. Dans un écrit remarquable, Harting fait observer ce qui suit :

« Comme l'eau est un milieu qui réfracte la lumière plus fortement que l'air, la réflexion des rayons lumineux sera considérablement amoindrie à la surface supérieure de la lamelle de verre, et, plus loin, à la surface inférieure de l'objectif, on peut dire qu'elle disparaît, en quelque sorte, entièrement. En conséquence, un plus grand nombre de rayons pénètrent dans le microscope, et le peu d'épaisseur de la couche d'eau produit le même effet qu'un agrandissement de l'angle d'ouverture. Ce changement favorable sera surtout à l'avantage des rayons du contour qui arrivent le plus obliquement. Les rayons de la circonférence auront par là une plus grande part à la formation de l'image placée devant l'oculaire, et comme en traversant un objet transparent, ils sont, pour la plupart, déviés de leur chemin, et que les petites déviations qui ont ainsi lieu seront visibles à l'image, il faut que la puissance de séparation du microscope soit augmentée par la couche d'eau. »

Mais tandis que cette couche d'eau produit le même effet que l'épaisseur de la lamelle de verre, elle agit d'une manière toute différente sur l'aberration sphérique et sur l'aberration chromatique. Nous remarquons aussi que les systèmes à immersion, employés avec une couche d'air, ne donnent que des images sans beauté et sans clarté. L'introduction de la couche d'eau est donc une partie intégrante, un élément nouveau de la combinaison, et elle peut exercer une heureuse influence en faisant disparaître ce qui reste encore de l'aberration.

Enfin c'est encore d'une troisième façon que la puissance optique d'un objectif peut être augmentée par une couche d'eau. Car, attendu que celle-ci agit de la même façon que la lamelle de verre, et que, comme nous l'avons vu plus haut, l'augmentation d'épaisseur de cette lamelle met dans la nécessité de rapprocher les unes des autres les lentilles de l'objectif, on aura une plus grande puissance de grossissement et un angle d'ouverture plus considérable.

Harting nous a indiqué le résultat qu'on peut obtenir par ce moyen. En essayant un système de Hartnack, qui date de 1860, il a obtenu, dans les différentes positions de l'appareil de correction, un angle d'ouverture de 166° à 172°, avec une partie profitable de 135° à 140° et une distance focale de 1,8 à 1.6 millimètres. Le plus fort objectif de Powell et Lealand, de Londres, avait un angle d'ouverture de 175° à 176°, avec 145° d'ouverture utile, et une distance focale de 1.36 millimètres. Dans le cas du plus grand rapprochement des lentilles, cet objectif produisit les mêmes effets que celui de Hartnack, et s'il eût fallu établir une différence, bien faible, il est vrai, entre les deux objectifs, celui de Powell, d'après les expériences de Harting, possédait un grossissement plus fort.

Depuis ce temps, plusieurs années se sont écoulées, et, sans doute, il s'est opéré bien des changements. Les objectifs à immersion de Hartnack, n° 9 et n° 10, avec des angles d'ouverture d'environ 170° à 175°, ont été généralement appréciés; il en est de même d'un objectif encore plus puissant, n° 11, avec un angle d'ouverture de même étendue. Tous ces instruments sont très-répandus de nos jours. Nous avons appris que, en Angleterre et dans l'Amérique du Nord, on a construit des objectifs d'une puissance colossale; mais jusqu'à cette heure, nous n'avons rien pu savoir de certain sur leurs effets.

Il est facile de concevoir quelle valeur pratique il faut attacher au choix de petits objets, autant que possible semblables, et d'une texture si délicate et si fine que leur examen permette de juger exactement de la puissance optique ou, pour mieux dire, de la puissance de pénétration d'un objectif. Ces objets sont appelés objets d'épreuve ou test-objets. Leur étude offre de l'intérêt et possède une haute signification. On doit recommander au micrographe novice qui désire savoir ce qu'il est permis d'obtenir d'un instrument nouvellement construit, de recourir à ces test-objets, attendu que la vision nette d'un grand nombre d'entre eux n'est nullement facile et qu'on peut apprendre ainsi à mettre exactement au point et à se servir des divers éclairages. Quelques-uns de ces tests, les plus fins, offrent une difficulté si grande que le commençant cherchera, pendant des heures entières, à la résoudre sans y parvenir ; ils peuvent même donner beaucoup de peine aux observateurs qui ont l'habitude de s'en servir. En s'exerçant avec soin, on arrivera à une certaine supériorité dans ce genre d'expérience, et une personne habile rassurera en quelques minutes et *de visu* celui qui, faute de pratique, commençait à désespérer de la bonté de l'instrument. Ajoutons que la recherche constante de tests de plus en plus délicats et difficiles forçant, par conséquent, les opticiens à tenter de plus grands efforts, nous a valu cette immense amélioration dans la construction des objectifs dont les temps actuels ont à se féliciter. Il n'est donc pas juste de regarder avec dédain, et comme d'inutiles amusements, l'étude des test-objets, ainsi qu'on le voit faire, de temps en temps, par des savants réputés experts dans la connaissance des microscopes.

Bien des test-objets, autrefois très-vantés, ont été ensuite abandonnés par le fait des progrès croissants de l'optique pratique. C'est ainsi qu'on peut considérer comme dépassé tout ce qui a été recommandé jusqu'en 1840, tels que les différents cheveux et les petites écailles ou la poussière des ailes de papillons. Vouloir essayer avec de pareils moyens un microscope de premier rang serait certainement offenser l'opticien qui l'aurait construit.

Dans l'année 1846, un des micrographes les plus habiles attira l'attention sur les écailles transparentes de la partie antérieure des ailes du papillon Janira ♀, écailles qu'il avait appris à connaître de l'Italien Amici, le plus célèbre constructeur de microscopes de cette époque. Outre les lignes droites bien connues, il faut voir, dans ce test, nettement et sans granules, des lignes transversales, fines, très-serrées et éloignées les unes des autres de $^1/_{1200}$ de millimètre (fig. 37). Mohl fit alors observer que lorsque le grossissement ne dépassait pas 200 fois, on ne voyait pas les lignes transversales; et que, en général, il fallait un instrument pourvu de bons et puissants objectifs, grossissant de 220 à 300 fois, pour les apercevoir clairement, nettement. Il reconnut alors que les microscopes d'Amici, de Plœssl et un seul d'Oberhäuser parvenaient, exclusivement à tous les autres, à résoudre ce test. Moi-même je me souviens très-bien d'avoir eu, pendant ma vie d'étudiant, mille peines à apercevoir, et encore d'une manière très-incomplète, ces lignes transversales avec un microscope de Schiek, très-bon pour ce temps-là, et dont je me suis servi pendant de longues années.

De nos jours, on considérerait comme mauvais un instrument qui, avec un grossissement de 200 fois, laisserait à désirer quelque chose dans la résolution des écailles transparentes du *Papilio Janira*. Avec un grand instrument confectionné par Hartnack, en 1861, je les vois déjà sur un test, préparé par Kellner, à l'aide d'un éclairage central et avec un grossissement de 120 fois (objectif 5, oculaire 2). Ce n'est que pour des objectifs de puissance moyenne que les écailles fines du *Papilio Janira* peuvent, encore de nos jours, être considérées comme un moyen d'essai.

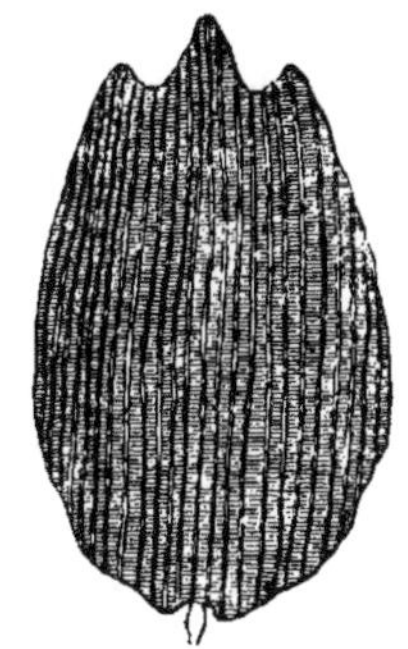

Fig. 37. Écailles ou poussière du *Papilio Janira*.

Au lieu des écailles de papillons, on se sert des enveloppes siliceuses des diatomées, en employant celles qui offrent les stries les plus fines et les plus serrées.

Harting a donné un tableau emprunté aux auteurs anglais de la finesse de ces stries.

Nombre de stries contenues dans $^1/_{100}$ de millimètre:

Navicula strigilis	13
Pleurosigma formosum	14.2
— hippocampus	16.5
Navicula (pleurosigma) Spenceri	19.7
Pleurosigma angulatum (grande)	23.6
— — (petite)	27.6
Navicula strigosa (petite)	31.5
— (nitzschia) sigmoidea	41.3
— (eunotia) arcus	51.2

Parmi les nombreuses enveloppes de diatomées, plusieurs méritent d'être signalées comme étant d'une importance toute particulière. Ce sont surtout celles du *pleurosigma angulatum* et du *nitzschia sigmoidea*, déjà mentionnées dans la table; ensuite celle du *navicula Amicii*, du *surirella gemma* et du *grammatophora subtilissima* que le défunt professeur Bailey, de l'Amérique du Nord, nous a fait connaître. Ces deux derniers tests (qu'on peut obtenir de

M. Bourgogne, de Paris) sont très-difficiles, et leur résolution devient pour le microscope une rude épreuve. Reinicke (*Microscopie nouvelle*, 3 vol. Dresde, 1863) a indiqué le *frustulia saxonica*, monté dans du baume de Canada, comme étant aussi un test fort délicat. Les lignes transversales n'en sont pas très-serrées, mais elles sont très-délicates et très-difficiles à apercevoir. A la dernière Exposition universelle de l'industrie, à Londres, on s'est servi du *navicula Amicii*, placé dans le baume de Canada, pour test-objet. Ses lignes longues se manifestent sans beaucoup de difficulté; mais celles placées en travers sont, au contraire, si déliées, si fines[1], que je suis obligé de considérer la résolution du spécimen (préparé par Bourgogne) comme plus difficile que celle du *surirella gemma* et du *grammatophora*. Bailey a, de plus, recommandé l'*hyalodiscus subtilis*.

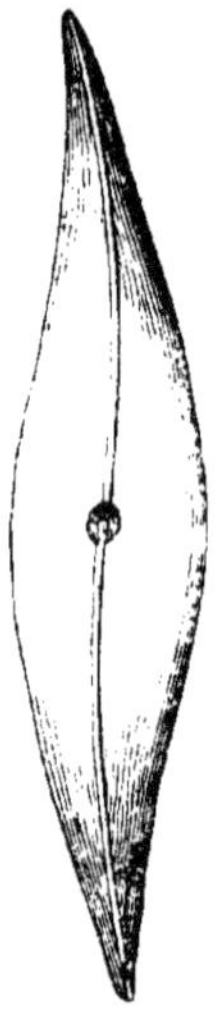

Le *pleurosigma angulatum* (fig. 38) est un excellent test pour apprécier la valeur résolutive d'objectifs puissants ou de force moyenne, avec la lumière oblique. Remarquons toutefois que ses stries doivent se montrer de la façon la plus nette avec un bon objectif à immersion et sous l'influence du simple éclairage central. Avec l'éclairage oblique, ce test-objet n'a plus de valeur pour les objectifs à immersion.

Fig. 38. *Pleurosigma angulatum*.

En examinant d'abord attentivement l'enveloppe du *pleurosigma angulatum* avec des objectifs faibles, on la trouve unie et sans stries. Mais si l'on a recours ensuite à l'éclairage oblique, à des objectifs plus puissants, il arrive un moment où l'on voit briller un système de lignes dont les unes se

1. Je suis redevable de cette notice à une lettre de M. Hartnack.

croisent transversalement sur l'enveloppe, tandis que d'autres ont une direction oblique. Parmi ces lignes, les unes apparaîtront quelquefois plus nettement que les autres, suivant la façon dont la lumière oblique traversera l'enveloppe.

Enfin, en continuant les recherches, elles se dessinent d'une manière très-prononcée, et, avec des conditions favorables d'éclairage, on parvient à les voir toutes les trois (les deux obliques se coupant à angles de presque 60°, et non de 53°) en même temps et avec une extrême netteté; car elles sont, suivant moi, dans le même plan. Or, les stries ont l'apparence de lignes parfaitement droites.

Mais si l'on emploie l'éclairage central et un objectif à immersion, on voit que les lignes circonscrivent de petits espaces hexagonaux (aréoles) très-gracieux et fort resserrés (fig. 39). Ceux-ci, selon qu'on change la position focale, paraissent tantôt sombres, avec des contours clairs (fig. 40), tantôt clairs, avec des contours sombres (fig. 39). C'est un fait positif. Mais ici se présente une question difficile et qui n'a pas encore été tranchée avec une entière certitude : les petits espaces ou les aréoles sont-ils concaves et leurs contours en relief; ou bien, au contraire, les bords

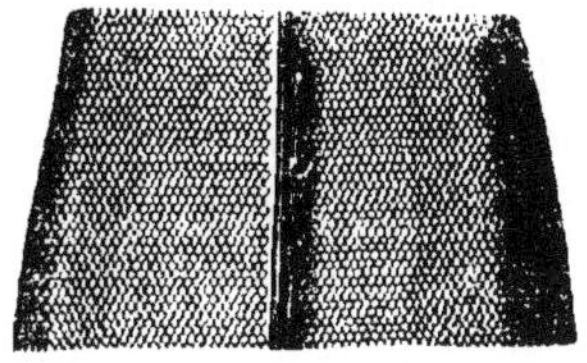

Fig. 39. Aréoles du *Pleurosigma angulatum* d'après une photographie.

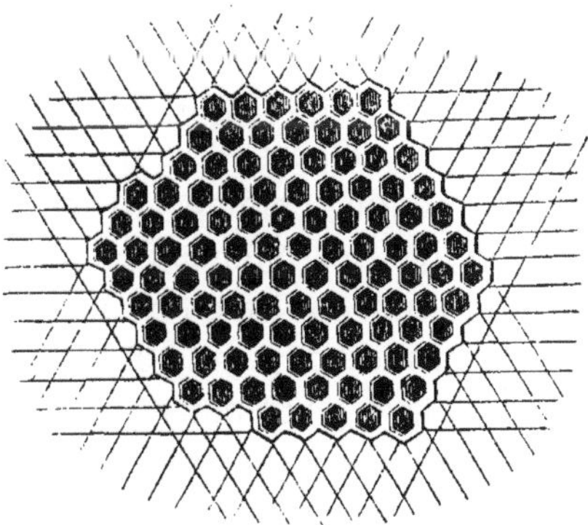

Fig. 40. Aréoles du *Pleurosigma angulatum*.

forment-ils des sillons et les espaces des saillies? Des observateurs distingués ont soutenu les deux propositions. En ce qui me concerne, je regarde la dépression comme probable, et l'apparition sombre de l'espace comme l'état véritable. Récemment, M. Schultze a émis la même opinion, à l'occasion de certaines règles établies par Welcker. (Voy. ci-dessous.) Mais ce n'est pas ici le lieu d'entrer dans de plus amples considérations à ce sujet.

Un bon objectif, qui grossit de 80 à 100 fois, doit laisser voir clairement, avec un éclairage oblique, les trois combinaisons de lignes, tandis que des objectifs plus faibles, d'un grossissement de 40 à 50 fois, par exemple, devraient déjà permettre d'en découvrir quelque chose. Quand on se trouve dans l'impossibilité d'obtenir un éclairage oblique, on peut remédier à cet inconvénient au moyen d'un condenseur dont on obscurcit le milieu. Un éclairage oblique et une platine tournante offrent de grands avantages. Un système à immersion, n°s 9, 10 ou 11, de Hartnack, fait voir très-nettement, avec un éclairage central, et même avec un jour très-défavorable, les espaces en question du *pleurosigma*. D'autres opticiens, tels qu'Amici, Nachet et des fabricants anglais, ont également réussi, en employant cette dernière méthode, à opérer ce genre de résolution avec leurs plus puissants objectifs. Le n° 9 de Hartnack, de construction récente, et non destiné à l'immersion, donne, comme j'ai pu m'en convaincre, il y a peu de temps, les mêmes résultats. Il en est de même de son n° 8; enfin un excellent n° 7, que j'ai reçu de lui depuis peu, produit déjà cet effet avec l'éclairage central et un miroir concave placé dans une position élevée.

Il est beaucoup plus difficile de parvenir à bien voir, et cela seulement à l'aide d'un éclairage oblique convenable et avec une correction très-soignée de l'objectif, les autres tests déjà mentionnés, tels que le *nitzschia sigmoidea,* le *surirella gemma* et le *grammatophora subtilissima*. Le premier est le plus facile, et les deux derniers servent à éprouver les meilleurs et les plus puissants objectifs à immersion de nos jours.

Parmi tous ces tests, c'est, comme nous venons de le dire, le *nitzschia sigmoidea* qu'on parvient à bien résoudre sans beaucoup de peine. Avec un éclairage oblique, on voit apparaître sur l'écaille longue et étroite un système de lignes transversales très-fines et très-serrées. Les préparations du *nitzschia sigmoidea* de Bourgogne sont faites à sec.

Un test-objet très-fin et dont on ne parvient à triompher qu'avec peine, c'est le *surirella gemma* (fig. 41). Vu par la surface large, ce corps plat et ovale présente des lignes saillantes, transversales, se dirigeant parallèlement de haut en bas. On aperçoit entre celles-ci, d'une manière nette et avec facilité, un système de lignes transversales très-fines.

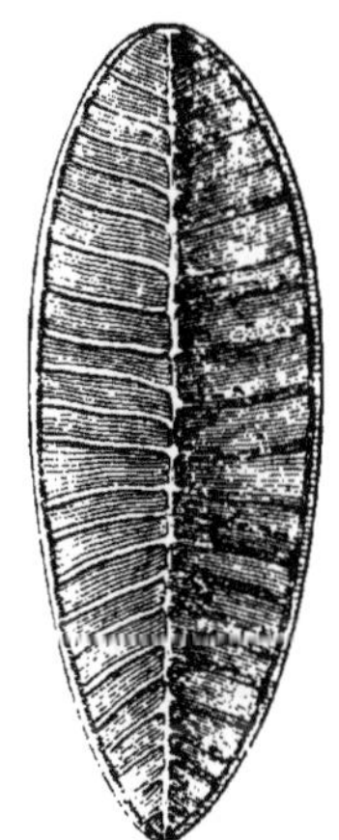

Fig. 41. *Surirella gemma.*

Ces dernières lignes transversales, coupant les autres à angles droits, comme on le voit représenté dans la figure suivante, font du *surirella gemma* un test-objet de premier ordre. Il faut notamment qu'on voie apparaître des lignes parallèles entièrement courbes, d'une extrême finesse, donnant à l'ensemble l'aspect de la texture d'une corbeille (fig. 42). La préparation de Bourgogne est également faite à sec.

Il est tout aussi difficile de résoudre les stries du *grammatophora subtilissima*, préparé par Bourgogne, dans le baume de Canada. J'ignore si cette préparation est identiquement semblable à celle dont s'est servi le professeur américain Bailey, de West-Point (U. S.). Dans tous les cas, on paraît avoir reconnu, même en Amérique, deux espèces d'enveloppes, d'où il résulte que la résolution de tous les *grammatophora subtilissima* n'offre pas des difficultés égales.

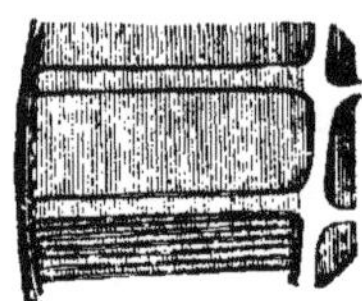

Fig. 42. Lignes longitudinales sur l'enveloppe siliceuse du *Surirella gemma.*

Vue par sa surface large, l'enveloppe siliceuse présente un carré long avec des angles obtus (fig. 43). Les deux sillons particuliers, courbés dans le sens de la longueur, divisent l'enveloppe en trois espaces. Les espaces extérieurs, en nombre pair (I, *a*), doivent faire voir, à l'aide d'un bon éclairage oblique, des lignes transversales très-fines et très-serrées, et cela sur toutes les enveloppes (2, *a*).

Cependant ce que nous parvenons à voir jusqu'ici ne constitue encore qu'une partie des dessins. D'autres espèces, à dessins plus prononcés et plus grossiers, également du genre *grammatophora*, montrent ces lignes transversales coupées elles-mêmes par un double système de lignes obliques se croisant à angles à 60°, d'où résulte un aspect exactement semblable à celui du *pleurosigma angulatum* décrit plus haut. Et, dans ce cas aussi, ces lignes obliques du *grammatophora subtilissima* paraissent n'avoir été vues qu'isolément. M. Hartnack m'annonce qu'il a réussi à tout voir avec l'un de ses plus puissants objectifs, c'est-à-dire à obtenir la résolution complète et simultanée des trois systèmes de lignes ; moi-même je crois en avoir aperçu au moins une lueur avec un système à immersion n° 10.

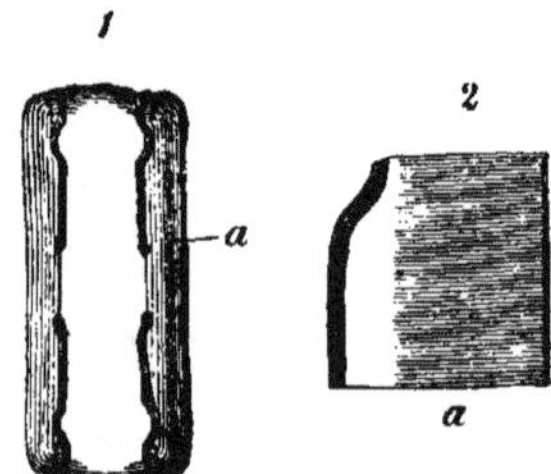

Fig. 43. *Grammatophora subtilissima*, 1. — 2. Ses lignes transversales.

Enfin nous ajouterons encore quelques considérations sur le *navicula Amicii* (fig. 44). Ses lignes longitudinales, un peu sinueuses, se distinguent sans trop de peine avec un éclairage oblique et à l'aide d'un bon système à immersion. Elles sont distantes les unes des autres de 0,0002 à 0,00018 de ligne de Paris. Les lignes transversales (*b*), si gracieuses, des exemplaires placés dans le baume de Canada, sont beaucoup plus rapprochées et d'une extrême finesse. Il faut absolument un éclairage très-oblique et une correction de la plus grande exactitude pour résoudre ces dernières stries.

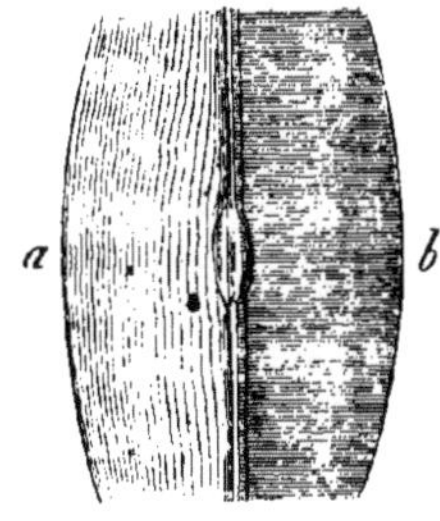

Fig. 44. *Navicula Amicii*. *a*, lignes longitudinales; *b*, lignes transversales.

On peut reprocher à tous les test-objets organiques, non-seulement de n'être pas semblables, mais de n'offrir, dans les cas les plus heureux, qu'une grande analogie. Nobert eut donc une heureuse idée en traçant sur des plaques de verre des groupes de lignes parallèles dont l'écartement allait toujours en diminuant. Les plus anciennes de ces plaques, fabriquées il y a vingt ans environ, contenaient dix groupes. L'écartement des lignes du premier groupe était de $^1/_{1000}'''$, celui du dernier, de $^1/_{4000}'''$. De nos jours, où l'optique pratique a fait tant de progrès, de pareils groupes ne constitueraient plus un moyen d'essai suffisant pour des microscopes de premier rang. Nobert a construit, plus tard, des plaques qui ont quinze groupes, et, en dernier lieu, qui en possèdent trente. Ces dernières plaques, admirables au point de vue de l'art, coûtent 30 thalers (112 fr. 50 c.). Harting nous fait connaître l'écartement des lignes dans les différents groupes.

1er Groupe		0,001000	de ligne de Paris.
5e	—	0,000550	—
10e	—	0,000275	—
15e	—	0,000200	—
20e	—	0,000167	—
25e	—	0,000143	—
30e	—	0,000125	—

L'espace d'un millimètre, dans le premier groupe, contient 443 lignes; dans le quinzième, 2,215, et dans le trentième, 3,544. L'art a ainsi créé des stries aussi fines que celles des diatomées. Mais ces groupes ont aussi l'inconvénient de ne pas pouvoir être identiques. La qualité différente du verre, et, d'un autre côté, la pression, plus ou moins forte, de la pointe du diamant qui trace les lignes, doivent nécessairement déterminer des différences. Les appréciations sur la résolution des derniers groupes sont encore très-partagées ; il en est de même de la question, non encore tranchée, de savoir où s'arrête la vision nette avec nos microscopes actuels. Il y a quelques années, Harting put reconnaître des lignes dans le trentième groupe, avec un objectif n° 10, à immersion, de Hartnack ; enfin la résolution ou la perception nette des lignes du vingt-cinquième, du vingt-sixième et même du vingt-septième groupe n'est pas chose très-rare.

Il nous reste à traiter ici la question de savoir quelles règles, quels conseils il faut donner à celui qui veut se procurer un microscope. Comment ce microscope doit-il être établi, et quelle maison mérite actuellement d'être plus particulièrement recommandée?

Celui qui désire posséder un instrument de premier ordre choisira une de ces grandes montures à fer à cheval (fig. 45), telles qu'elles ont été construites par Oberhäuser et imitées par d'autres opticiens. La commodité du maniement, jointe à une certaine simplicité, fait de ce modèle un vrai type de monture. La grande platine; sa rotation qui doit être établie avec une extrême précision, et qui, pour ce motif, coûte cher; la vis micrométrique qui permet de mettre au point avec une rare précision; la mobilité du miroir : tels sont les avantages de la plus haute importance que ce modèle nous offre. L'appareil d'éclairage pourrait être perfectionné ; néanmoins il suffit généralement tel qu'il est. Si on compare la monture à fer à cheval avec une de celles dont se servent les opticiens anglais pour leurs grands instruments (voy. p. 40, fig. 25), on est désagréablement frappé du nombre excessif de vis et d'accessoires inutiles qui les compliquent et deviennent un objet d'embarras pour le travailleur obligé d'employer chaque jour cet instrument; car beaucoup de mouvements confiés ici à des dispositions mécaniques seraient exécutés plus aisément avec la main.

On pourra, sans grand inconvénient, se passer de la platine tournante dans les recherches médicales; il n'en serait pas de même de l'éclairage oblique, qu'on peut établir facilement à peu de frais, et dont, en effet, aucun instrument d'une qualité moyenne ne doit être privé. Aussi recommanderons-nous de petites montures à fer à cheval, imitées du grand modèle, mais sans platine tournante. Des montures encore plus petites doivent posséder un miroir plano-convexe, au moins un disque tournant percé d'ouvertures ou, mieux encore, quelques diaphragmes cylindriques pour régler l'éclairage, ainsi qu'une platine d'un pouce et demi de largeur. Quand on est privé de l'éclairage oblique, on y supplée au moyen d'un simple condensateur, disposé comme on le voit figure 20. Si le miroir est simple, si le disque tournant manque, et si enfin la platine est très-étroite, comme c'est le cas dans le modèle déjà ancien du microscope pour hospice, de

Hartnack, la monture, comme de raison, sera incomplète.

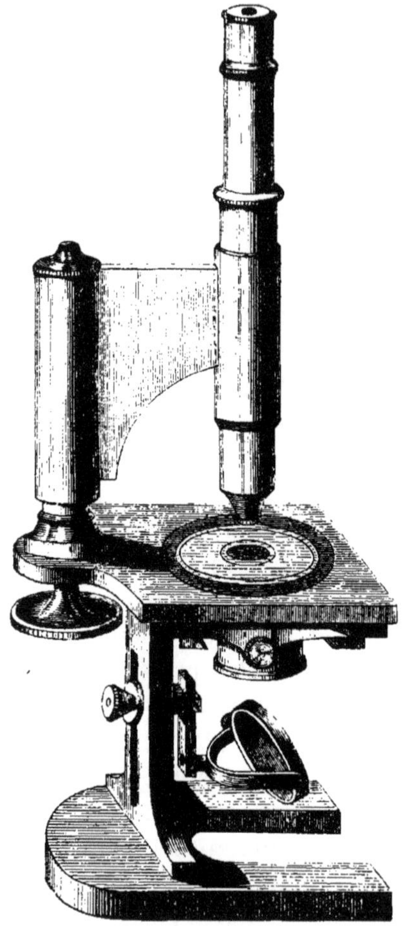

Fig. 45. Grand microscope, en forme de fer à cheval, de Hartnack.

La partie mécanique d'un microscope doit être considérée comme chose accessoire et d'une importance secondaire; l'appareil optique constitue la valeur réelle de l'instrument.

On choisira tel ou tel modèle, selon le prix, plus ou moins élevé, qu'on pourra y mettre. Les commençants ne doivent, au reste, jamais acheter de grands microscopes qui coûtent cher, parce que leur mécanisme est plus compliqué, leur maniement plus difficile, et qu'il faut acquérir une grande habitude avant de pouvoir se servir utilement des objectifs puissants, d'une construction parfaite.

En ce qui concerne la partie optique, on entend fréquemment exprimer les opinions les plus bizarres. Que de fois n'entend-on pas dire : Quelle est la puissance de grossissement de cet instrument? Et très-souvent on commande à un opticien un microscope grossissant de 500 à 600 fois. Rien ne prouve une ignorance plus grande de sa structure que pareilles demandes, attendu qu'il peut suffire d'ajouter un oculaire très-puissant et qu'on ne pourrait peut-être pas employer dans la pratique, pour changer un grossissement de 400 fois, capable de rendre encore quelques services, en un grossissement de 800 fois dont on ne pourrait se servir utilement, et qui, par conséquent, ne donne aucune valeur à l'instrument.

Chaque espèce d'objectifs constitue, avec les divers oculaires, un microscope particulier. On devrait donc avoir au moins deux objectifs, ou même trois, si c'est possible: un faible, un de force moyenne et un troisième plus puissant. On peut se procurer, à très-bon marché, un objectif formé par la combinaison de deux lentilles qui donne un grossissement moindre en dévissant la dernière ; beaucoup d'instruments d'une construction fort simple ne possèdent qu'un jeu de lentilles de ce genre avec des oculaires doubles. On se procure ces microscopes au prix de 20 thalers (75 fr.). Il est préférable d'avoir plusieurs objectifs établis de manière à ne pas se démonter.

Nous reviendrons ici sur la valeur remarquable des faibles grossissements. Aucun instrument ne devrait en être privé. Un objectif, au moins de force moyenne, constitue également un secours d'un grand prix. Enfin un objectif plus puissant donnant, avec un oculaire faible, un grossissement de 200 à 250 fois, et, avec un oculaire plus fort, un grossissement entièrement utile de 300 à 350 fois, accompagnera tout microscope moderne.

Cet instrument répondra à tous les besoins, surtout si on a la précaution d'y joindre un oculaire renfermant un micromètre en verre. On peut se procurer ces instruments au prix de 30, 40 et 50 thalers (112 fr., 150 fr. et 187 fr.), et, s'ils sortent d'une de nos meilleures maisons, leur effet sera supérieur à celui des grands microscopes qu'on vendait, il y a dix ans, trois ou quatre fois plus cher.

On a rarement besoin d'un objectif plus fort; l'acheter avec le microscope, c'est augmenter considérablement les dépenses. Nous voudrions encore ici donner le conseil de se passer, en commençant, des objectifs très-puissants, à correction, à immersion (fig. 46), dont on se sert particulièrement dans les recherches les plus délicates : un objectif construit pour être employé à sec sera préférable à ces derniers. Avec un pareil microscope, on pourra arriver à un grossissement de 450 à 600 fois, et n'avoir à regretter que rarement, même dans un travail scientifique considérable, d'être privé d'un grossissement plus fort. On peut se procurer, sur le continent, ces instruments parfaitement construits au prix de 70 à 80 thalers (265 à 300 fr.).

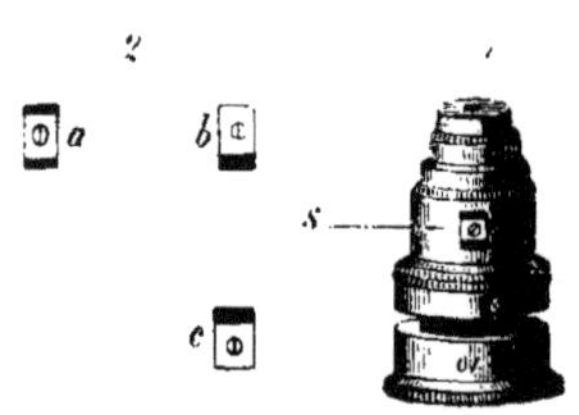

Fig. 46. Système à immersion, n° 10, de Hartnack.

D'autres accessoires, plus ou moins coûteux, consistent en appareils pour le dessin et pour la polarisation. On ne les emploie généralement qu'avec les grands instruments.

Mais si la partie optique, si la bonté des objectifs constituent avant tout le mérite d'un microscope, on nous adressera sans doute cette question : Quels sont les travaux qui recommandent particulièrement les différentes maisons d'instruments d'optique? Il est très-difficile de porter là-dessus un jugement impartial. Et lors même qu'on ne prendrait point en considération le mécontentement qu'éprouveraient, à coup sûr, les opticiens qui ne figurent pas au premier rang, il faudrait, pour élucider cette question, avoir parcouru l'Allemagne, la France, l'Angleterre et l'Amérique du Nord; car, même sur ce terrain, notre époque tout industrielle fait des progrès constants, et telle maison qui occupait le premier rang est surpassée bientôt par telle autre.

S'il ne s'agit que d'objectifs faibles, de puissance moyenne ou ordinaire, on les trouvera construits d'une manière très-satisfaisante chez la plupart des opticiens de nos jours; chaque année on vend une grande quantité de ces instruments qui sont très-bons et suffisent parfaitement aux besoins du médecin. Toutefois ces mêmes instruments, provenant de diverses fabriques, ne sont pas également bons : il y a un choix à faire. Mais les avantages que les meilleurs présentent sont peu sensibles dans la pratique et ne sont guère aperçus que par l'œil d'un connaisseur; ajoutons, cependant, que les efforts tentés pour obtenir un angle d'ouverture plus grand ont imprimé aux objectifs modernes un cachet tout particulier. Comme conseil utile, nous donnerons, en attendant, celui de ne pas acheter un instrument chez un opticien inconnu, ou de soumettre préalablement l'instrument à l'examen d'un connaisseur et de se tenir en garde contre les éloges exagérés que lui donne l'opticien lui-même, ou un écrivain chargé de cette mission.

Mais s'il s'agit de la construction d'objectifs très-forts ou de ceux dont l'extrême puissance permet d'arriver aux plus hauts résultats obtenus de nos jours, on trouvera des différences très-marquées entre les diverses fabriques d'instruments d'optique. Aussi celui qui veut se procurer un instrument de premier ordre doit agir avec prudence.

Il y a dix ans, quelques grandes maisons d'Angleterre prétendaient l'emporter en perfection sur les opticiens du continent, en exceptant, toutefois peut-être, le savant et habile constructeur de microscopes, l'Italien Amici. Aucun observateur impartial, sachant essayer un instrument, ne contesterait la légitimité de cette prétention, s'il lui était donné de pouvoir comparer des microscopes datant de cette époque. Depuis lors, un sentiment d'émulation s'est emparé des opticiens du continent et a poussé les plus capables d'entre eux à de continuelles améliorations. La différence de mérite s'est effacée peu à peu, et maintenant elle a complétement disparu. Certains objets, de création récente, devraient peut-être porter un cachet plus élevé. On remarquera aussi que les instruments de grande dimension, provenant des maisons anglaises, coûtent infiniment plus cher que ceux établis par les maisons allemandes ou françaises. Ainsi, par exemple, un objectif ayant une distance focale de $^1/_{16}$ de pouce, se vend, chez Powell et Lealand, à Londres, un peu plus de 16 pounds (400 fr.), tandis qu'un objectif, de puissance égale et à immersion, le n° 10, de Hartnack, à Paris, se délivre au prix de 200 fr., et l'objectif, encore plus fort, n° 11, n'est coté que 250 fr.

Je n'ai pas eu l'occasion de voir de grands microscopes anglais construits récemment par les opticiens les plus renommés. Je ne puis, en conséquence, dire de combien les travaux actuels ont surpassé les travaux anciens. Harting, un des plus experts et des plus profonds connaisseurs, en fait de microscope, a donné, il y a quelques années, le plus grand éloge aux objectifs forts, et très-forts, d'Andrew Ross, ainsi qu'à ceux de Powell et Lealand. Pendant l'année qui vient de s'écouler, cette dernière maison a vendu, en Angleterre, beaucoup d'objectifs ayant $^1/_{25}$ de pouce de foyer ; et cette combinaison a été fort remarquée à l'exposition de 1862 ; un autre objectif de $^1/_{50}''$ figure depuis peu sur son prix-courant.

Parmi les opticiens du continent, je regarde Hartnack, successeur d'Oberhäuser (place Dauphine, 21, à Paris), comme supérieur à tous les autres. Non-seulement aucun de ses confrères n'a jamais pu atteindre, même de loin, à la perfection de ses objectifs à immersion; mais Hartnack a apporté des améliorations considérables à la structure des objectifs plus faibles dont l'importance est si grande; et il est permis d'attendre encore d'autres perfectionnements du zèle et de la capacité de cet artiste doué d'une intelligence remarquable. C'est ainsi que l'objectif n° 5 possède un angle d'ouverture de 80 degrés. Les objectifs n°s 7 et 8 notamment sont très-bons, et nous ne saurions trop les recommander. En outre, leur prix, comme celui de tous les instruments de Hartnack, est très-modéré. Le premier de ces deux objectifs a été porté (j'ai pu m'en convaincre par des comparaisons nombreuses et par un examen sérieux) à un degré de perfection de plus en plus prononcé, aussi bien sous le rapport de la puissance de pénétration que sous celui de la puissance de définition; il offre, avec un angle d'ouverture d'environ 100°, une combinaison admirable pour les recherches histologiques. Le n° 8 possède une ouverture de 125° à 130°, et le n° 9 une ouverture de 155° à 160° (système à sec).

On peut se procurer, au prix de 60 fr., le plus petit microscope, à l'usage des hospices, avec un objectif n° 7; toutefois ce modèle laisse à désirer au point de vue du système d'éclairage et de la platine, qui est très-petite, mais dont on peut très-bien se servir dans des recherches médicales. Une platine, suffisamment grande, n'en augmente le prix que de 5 fr.

Le modèle au-dessus ayant un diaphragme tournant, une large platine accompagnée d'un objectif faible et du n° 7 ci-dessus mentionné, et, de plus, pourvu de plusieurs oculaires, coûte 115 fr. Ce prix est porté à 165 fr., si l'on veut posséder, en outre, l'objectif n° 8. Ce modèle, à l'exception de l'éclairage oblique qui manque, laisse très-peu de chose à désirer, et, à cause de sa petitesse, est très-commode en voyage.

Une monture très-avantageuse et permettant l'éclairage oblique, c'est celle du petit microscope à fer à cheval qui, muni de trois objectifs (n°s 4, 7 et 8) et des oculaires nécessaires, ne coûte que 275 fr. Dans ces dernières années, un grand nombre d'instruments de ce genre ont passé par mes mains, et maintenant je ne connais aucun microscope que je puisse recommander, à un égal degré, aux médecins et aux étudiants pouvant faire cette dépense modérée. Si, au lieu du n° 8, on prend l'objectif à immersion n° 9, le prix s'élève à 390 fr.

Le grand microscope de Hartnack a des proportions considérables et possède toujours une platine tournante. A cet instrument, accompagné de quatre objectifs, on joint encore d'habitude un objectif à immersion n° 9, ce qui en porte le prix à 750 fr. C'est là certainement le microscope le plus parfait qui ait été construit de nos jours sur le continent.

Après Hartnack vient Nachet, à Paris (Nachet et fils, rue Saint-Séverin, 17), qui s'est acquis une belle réputation comme fabricant de microscopes. On lui doit, depuis plusieurs années, de grands instruments imités, pour la forme, des microscopes anglais. Ils peuvent prendre une position inclinée et sont pourvus d'un condensateur. Ces microscopes étaient fort bons pour l'époque. J'ignore quels peuvent avoir été les progrès accomplis par Nachet pendant ces dernières années. J'ai cependant été à même d'examiner, il y a dix-huit mois environ, plusieurs petits microscopes semblables, pour la forme, à ceux de Hartnack, mais qui leur étaient bien inférieurs dans la partie optique. Voici les prix de Nachet: le grand microscope avec une monture imitée des microscopes anglais et susceptible de recevoir une position oblique (fig. 26), avec de nombreux accessoires et sept objectifs, coûte 1,300 fr.; un autre grand instrument, plus ancien, vaut 1,150 fr., et avec une monture plus simple, 650 fr. On peut se procurer, chez Nachet, de plus petits instruments avec des montures diverses, et, en partie, très-avantageuses, au prix de 500, 380, 200, 150, 125 et 70 fr.

Parmi les opticiens allemands, Zeiss, à Iéna, a aussi construit, depuis peu, des microscopes compliqués. Schacht nous en a parlé récemment et en fait un grand éloge. Zeiss possède à présent huit modèles divers, très-avantageux, du prix de 8 à 55 thalers. Ses objectifs portent, suivant leur force, les lettres A-F. Le premier coûte 8 thalers et les suivants sont de 8 à 15 thalers, jusqu'à la lettre F, qui est cotée 26 thalers. Ce dernier objectif est, au jugement d'hommes compétents (Schacht, M. Schultze), une combinaison excellente et très-forte. Les oculaires se payent, en outre, 2 thalers. Je ne connais de ces instruments, pour le moment, que le petit microscope de 15 thalers (fig. 22); je le considère comme très-bon.

C. Kellner, de Wetzlar, a confectionné, dans ces quarante dernières années, des instruments qui étaient excellents pour leur époque. Ses successeurs, Belthle et Rexroth, font figurer dans leur prix-courant des microscopes depuis 35 jusqu'à 120 thalers. Belthle m'a fait présenter, il y a peu de temps, de bons instruments.

Schrœder (Hollændischer Brook, 31, à Hambourg) s'est acquis de la réputation comme constructeur de microscopes. Un objectif à immersion et à correction, que j'examinai, il y a plusieurs années, était bon, quoique de beaucoup inférieur à ceux de Hartnack. Ses plus forts objectifs ont un grand angle d'ouverture. Le prix des montures varie de 12 à 60 thalers, et celui des objectifs de 14 à 20 thalers. Les objectifs à immersion coûtent de 20 à 32 thalers.

Hasert s'est établi à Eisenach comme fabricant de microscopes. Il a construit de très-forts objectifs à immersion qui ont été très-vantés par quelques personnes, surtout pour l'emploi de l'éclairage oblique.

La plus ancienne maison de Berlin est celle de Schiek (Marienstrasse, 1 *a*). L'examen que j'ai fait de ses produits, dans ces derniers temps, m'a démontré qu'il combine toujours de faibles objectifs avec des oculaires relativement puissants. On trouve aussi à Berlin la maison Bénèche (Tempelhoferstrasse, 7).

A Munich, la maison G. et S. Merz a remplacé la maison Fraunhofer et Utzschneider, si renommée. Harting a, depuis peu, fait l'éloge de nouveaux objectifs à correction, construits par Merz. L'angle d'ouverture de l'objectif n° 6 avait au moins 90°, et celui de l'objectif (n° 7) allait jusqu'à 101°. Une autre maison de Munich, très en réputation dans ces derniers temps, est celle de M. Baader. Les petits instruments coûtent 45 florins.

Le premier fabricant de Vienne est certainement S. Plœssl (Alte Wieden, Feldgasse, Ecke der Schmœlerlgasse, 215). Ses microscopes comptaient, il y a vingt ans, parmi les meilleurs qui fussent alors connus. Je ne saurais rien dire des travaux récents de cette maison.

En Italie, les excellents instruments d'Amici jouissaient d'une grande célébrité. De 1840 au commencement de 1850, ses microscopes étaient les meilleurs du continent; Amici s'est acquis une grande réputation par les travaux sur le perfectionnement des microscopes. Je ne connais pas les instruments des derniers temps d'Amici.

Les trois maisons les plus renommées de Londres sont: celles de Powell et Lealand (Euston road, 170); d'Andrew Ross (Featherstone buildings, Holborn, 2) [Thomas Ross fils a continué la maison fondée par son père]; enfin celle de Smith-Beck et Beck (Coleman street, 6).

Parmi les constructeurs de microscopes dans l'Amérique du Nord, Spencer et Tolles sont les plus célèbres.

CHAPITRE V.

Emploi du microscope. — Observations microscopiques.

On peut assez facilement et assez promptement initier quelqu'un à l'emploi du microscope par l'exemple et une démonstration pratique; mais cela devient beaucoup moins aisé, lorsqu'on ne peut recourir qu'à la parole écrite. Nous nous bornerons donc ici à l'indication des points capitaux, et nous abandonnerons le reste à la sagacité personnelle du débutant.

Un éclairage convenable est d'une grande importance, quand on fait usage du microscope. Comme la plupart des observations ont lieu à l'aide de la lumière, et qu'on doit préférer la lumière du jour à n'importe quel autre éclairage artificiel, le choix d'une chambre de travail ne sera pas chose indifférente. Quiconque aura ce choix à sa disposition, devra préférer l'exposition nord-ouest, ou nord-est, et, autant que possible, avec un espace libre devant soi qui permette de profiter des rayons arrivant directement du ciel. Dans les rues étroites des villes, on ne peut, la plupart du temps, s'installer que dans les étages supérieurs. Il est avantageux d'avoir des fenêtres aux deux côtés de la chambre; mais on fermera celles dont on ne se sert pas pour le moment, avec un rideau de couleur sombre ou avec des volets. Dans les recherches ordinaires, on pourra, sans inconvénient, placer l'instrument sur une table, tout près de la fenêtre; on préparera donc et on observera à la même place. Mais quand il s'agit d'obtenir un éclairage aussi parfait que possible, il faut renoncer à un établissement de ce genre, et poser le microscope à la distance de 6 à 9 pieds, quelquefois davantage de la fenêtre. Un écran sombre, qu'on ajoute au-dessus de la platine au moyen d'un anneau passant dans le tube du microscope, empêchera la lumière de tomber sur l'objet, et concourra d'une manière sensible à l'amélioration de l'image. Lorsque l'on entreprend des recherches à l'aide de la lumière polarisée, ou qu'on veut arriver à résoudre des test-objets avec l'éclairage oblique, il est indispensable de recourir à l'écran pour projeter de l'ombre sur la platine.

L'état du ciel influe considérablement sur l'éclairage. Un ciel bleu, pur, donne une lumière belle, douce, qui ne fatigue pas l'œil, mais qui est insuffisante comme clarté avec l'emploi des objectifs très-puissants. On préférera un ciel uniformément couvert de nuages ternes et blancs. Les nuages très-blancs, à cause de leur rapprochement du soleil, doivent être évités, à cause de leur lumière trop éclatante. Le passage rapide de nuages blancs, flottant dans un ciel bleu, par une atmosphère très-agitée, est aussi désagréable que gênant. Quand le soleil donne sur la fenêtre, on remédie à cet inconvénient au moyen d'un rideau blanc, ou en laissant tomber un store de même couleur.

Pour éclairer le champ visuel, on place l'instrument dans la direction de la fenêtre et on regarde à travers l'oculaire, pendant que d'une main on fait mouvoir le miroir. La lumière désirée étant ainsi trouvée, on place l'objet à examiner sur la platine du microscope et, sans le perdre de vue un instant, on commence à opérer les corrections nécessaires dans l'appareil optique afin d'arriver à la netteté de l'image. Pour atteindre ce but, on abaisse, par exemple, le diaphragme cylindrique, ou on imprime au miroir de légers changements de position. Quand le miroir se meut librement, l'instrument reste immobile, tandis que si le mouvement en est limité, comme c'est le cas pour le plus grand nombre des petits microscopes, on est souvent obligé de tourner le corps du microscope, ou de le pousser tantôt en avant, tantôt en arrière.

L'observateur qui débute croit généralement qu'une lumière vive éclairant le champ visuel est préférable à toute autre; mais, dans le cours de son travail, il s'apercevra bientôt que ses yeux, éblouis par un océan de lumière, se remplissent de larmes et se fatiguent promptement. Le micrographe expérimenté cherche, en général, à modérer beaucoup l'intensité de l'éclairage. En ménageant l'organe de la vue, on parvient à voir immédiatement les détails délicats de l'image microscopique. Aussi le commençant doit-il, tout d'abord, s'habituer à manier habilement le miroir et à se servir des diaphragmes. Si le miroir de l'instrument a deux surfaces, l'une plane et l'autre concave, on emploie la première avec les objectifs faibles et une lumière vive, tandis que la surface concave convient aux objectifs puissants mis en œuvre avec une lumière moins intense. Les instruments privés de ces ressources laissent toujours beaucoup à désirer. En tournant le microscope de certaines façons, en projetant de l'ombre avec la main, on parvient quelquefois, il est vrai, à rendre plusieurs inconvénients moins sensibles.

L'éclairage oblique (fig. 47) demande une grande expérience. Il faut débarrasser l'ouverture de la platine de tout diaphragme, et si, par hasard, il existait sous cette ouverture un chariot, on l'ôterait. Pendant que le regard plonge dans le microscope, on essaye différentes positions du miroir. En le tirant tout près et au-dessous de la platine, on peut arriver à un éclairage aussi oblique que possible. On obtient quelquefois, ainsi, des effets de lumière vraiment extraordinaires, qui mettent en évidence, d'une manière surprenante, une foule de détails très-délicats. Dans ce genre d'observations, une bonne platine tournante devient un accessoire d'une haute importance.

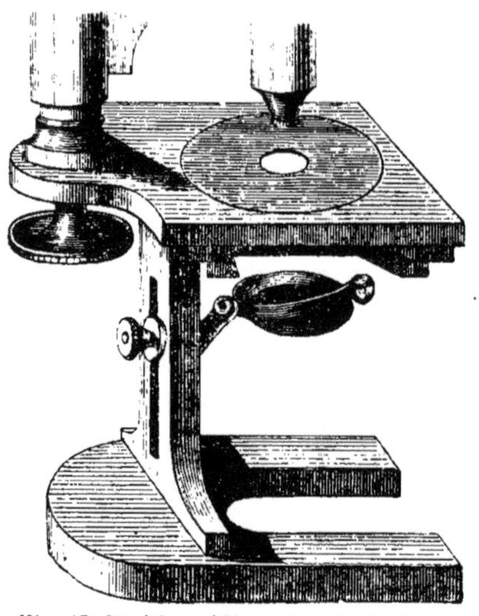

Fig. 47. Position oblique du miroir dans la monture en fer à cheval.

Un observateur, habitué à son instrument et connaissant bien la partie technique du microscope, montrera à une personne inexpérimentée des choses qui l'étonneront et qu'elle chercherait vainement à voir pendant des heures entières. On peut signaler, comme le plus important résultat des chefs-d'œuvre de l'éclairage oblique, la résolution, par les objectifs puissants, des systèmes de lignes qui circonscrivent les espaces rhombiques du *pleurosigma angulatum*, et la manifestation des dessins du *surirella gemma* et du *grammatophora subtilissima*, à l'aide de forts objectifs à immersion. Cependant, ce mode d'éclairage n'a qu'une valeur secondaire dans le genre de travail qui nous occupe.

Quiconque veut et peut ménager sa vue, doit éviter d'entreprendre des observations microscopiques de longue durée avec la lumière d'une lampe ou celle du gaz. Toutefois, comme il y a, au nord de l'Europe, et pendant l'hiver surtout, des jours où la lumière naturelle fait presque défaut et ne procure qu'un éclairage misérable, on est forcé de recourir à la lumière artificielle. Dans ce cas, nous conseillerons l'usage d'un appareil nommé modérateur simple, consistant en une lampe d'Argand ou au pétrole, pas trop élevée et surmontée d'un globe de verre dépoli. On peut aussi employer avantageusement des lampes à gaz construites exprès. Les fabricants de microscopes anglais ont inventé et préconisent des lampes de ce genre, qui sont très-commodes.

Il est de toute nécessité de savoir modérer convenablement la lumière. On apporte une amélioration importante au système d'éclairage en interposant un verre bleu de cobalt, plus ou moins foncé, entre la lampe à gaz et l'objet. Ce verre se place sur le miroir ou, mieux encore, sur la platine. On peut encore disposer un écran en carton noir percé d'ouvertures de dimensions diverses devant le microscope, parallèlement au miroir. On fixe, avec de la cire, un verre bleu devant les ouvertures, dont on modifie la dimension à l'aide d'un diaphragme tournant situé par derrière, et l'on se procure ainsi, à peu de frais, un accessoire du grand microscope d'Oberhäuser et de Hartnack, qui, vu les excellents effets qu'on en obtient, mérite d'être fortement recommandé. Tous les grands modèles peuvent être accompagnés d'un semblable appareil.

On se sert rarement de la lumière directe du soleil et de celle de la lampe dans les recherches habituelles, mais on est obligé d'y recourir, au contraire, dans un grand nombre d'observations faites avec la lumière polarisée, parce que cet éclairage est le plus intense de tous.

Les objets opaques doivent être éclairés par la lumière directe et sans lumière transmise. La lumière ordinaire du jour suffit quand il ne s'agit que de très-faibles grossissements. Des grossissements plus prononcés exigent un éclairage plus intense. On peut ici, dans certaines circonstances, se servir de la lumière du soleil, ou bien encore recourir à divers moyens pour concentrer la lumière sur l'objet. Une lentille plano-convexe à grand foyer, qu'on place devant l'instrument, répond ordinairement à tous les besoins (fig. 17); un prisme en verre produit le même effet. L'appareil d'éclairage de Lieberkühn mérite d'être signalé comme très-bon; toutefois, on ne peut s'en servir que rarement dans des recherches médicales.

L'objet à examiner, s'il n'est pas constitué de manière à ne pouvoir souffrir aucune modification, devra subir une préparation préalable. Nous parlerons bientôt avec plus de détail de cette préparation, qui varie naturellement suivant les circonstances, mais dont le but est de faciliter les recherches en se servant de la lumière transmise. Nous ferons seulement remarquer ici qu'il est important de procéder à cette préparation avec beaucoup de soin, en observant la plus grande propreté, et que, d'un autre côté, il faut éviter de chercher à trop bien faire, et de choisir, pour ses explorations, des objets de trop grande dimension. Les commençants commettent ordinairement cette faute : ils posent, sous le microscope, des masses qui, divisées convenablement, auraient suffi à faire une douzaine de préparations distinctes. Les objectifs puissants exigent toujours que les objets à examiner soient minces et petits. On se bornera rarement à des recherches avec la lumière directe, quand l'objet peut être placé sur la platine du microscope, à sec et à découvert. On saura que, généralement, il est nécessaire de mouiller l'objet avec de l'eau ou avec des liquides conservateurs, tels que la glycérine, etc. Dans ce cas encore, surtout avec l'emploi de faibles grossissements, on peut laisser l'objet à découvert, et souvent même on examine un grand nombre de choses, non pas en les mettant simplement sur la platine, mais en recourant à un verre de montre, à une cage de verre, à des cellules transparentes.

Lorsqu'on passe à des grossissements plus considérables, il est indispensable de couvrir l'objet avec une lamelle de verre mince, surtout bien propre. On s'opposera à tout écoulement de liquide sur la surface extérieure de la lamelle quand on emploie des objectifs ordinaires, parce que l'image devient trouble et comme noyée; c'est tout le contraire, ainsi qu'on l'a déjà dit, lorsqu'on fait usage d'objectifs à immersion. On évitera de toucher la surface des verres à couvrir avec les doigts; c'est en saisissant les lamelles par les bords qu'on les pose sur l'objet. Lorsque celui-ci est très-délicat, il y a quelques précautions à prendre; l'ovule d'un mammifère, par exemple, serait détruit si l'on place maladroitement dessus le verre à couvrir; les éléments d'une rétine toute fraîche seraient également troublés dans leurs rapports en pareil cas.... Des moyens fort simples garantiront les préparations de tout dommage. Il suffit d'insérer entre la lame porte-objet et le verre à couvrir un petit fragment de cheveu, de crin, ou d'une lamelle de verre extrêmement mince.

C'est pendant que le regard plonge dans le microscope qu'on donne à celui-ci une position convenable, en abaissant son tube, soit simplement avec la main et en le faisant glisser de haut en bas dans son anneau, soit en tournant une vis qui produit le même effet. Dans cette opération, on évitera de pousser l'objectif jusqu'à ce qu'il touche l'objet, attendu que celui-ci pourrait être détruit, et que les lamelles de verre courraient risque d'être brisées. La dernière lentille de l'objectif elle-même serait exposée à être endommagée dans certaines circonstances. Les commençants agiront prudemment en adoptant une direction opposée, c'est-à-dire en faisant glisser le tube de bas en haut. Pour cela, on s'arrange de façon que l'objectif qui termine le tube ne soit séparé de la lamelle de verre que d'un minime intervalle, et l'on fait ensuite glisser le corps du microscope de bas en haut. Une certaine habitude est nécessaire pour bien mettre au point; l'emploi d'objectifs très-puissants présente d'assez grandes difficultés. La vigueur et la finesse des contours indiquent qu'on a atteint le but. On arrive surtout à une bonne mise au point à l'aide de la vis de rappel.

On examine d'abord l'objet, avec un grossissement faible, un éclairage central et la lumière transmise; on passe ensuite, par degrés, à des objectifs un peu plus forts, mais on conserve toujours des oculaires faibles et même, selon les circonstances, on raccourcit convenablement la longueur du tube. Les commençants commettent souvent une erreur qu'il importe de signaler. Ne sachant pas apprécier à leur valeur les grossissements faibles, ils emploient de prime abord de puissants objectifs. Mais comme les objectifs faibles fournissent seuls, en quelque sorte, un champ visuel étendu, tandis que ce même champ visuel est extraordinairement rétréci lorsqu'on se sert d'objectifs puissants, il en résulte que l'usage des faibles grossissements est d'une haute importance, tant parce qu'il permet d'embrasser l'ensemble de la préparation d'un même coup d'œil, que parce qu'il facilite les recherches de l'observateur.

On a recours ensuite, successivement, à des objectifs plus puissants, en les combinant d'abord avec des oculaires faibles. Pendant ces essais, il sera quelquefois nécessaire de préférer le miroir concave au miroir plan; mais, dans tous les cas, il importe de mettre très-exactement au point, à l'aide de la vis micrométrique. On changera également, s'il en est besoin, les diaphragmes cylindriques à grandes ouvertures pour d'autres percés d'un trou plus petit.

Si, après avoir procédé de la sorte, l'observateur juge, enfin, nécessaire d'en venir aux puissants objectifs, il pourra se permettre aussi l'usage d'oculaires un peu plus forts, usage qui, néanmoins, sera toujours modéré. On acquerra bientôt la conviction qu'on obtient moins avec des oculaires forts (comme cela résulte d'ailleurs de la nature optique même de l'oculaire) qu'on ne le croit d'abord. L'image devient plus grande, et, en conséquence, certaines choses peuvent sembler plus nettes. Mais on arrive bientôt à un grossissement qui ne montre absolument rien de plus; au contraire, il montre moins que l'oculaire plus faible dont on s'est précédemment servi, attendu que la clarté du champ visuel et la finesse de l'image ont singulièrement diminué. Les oculaires extrêmement forts, ajoutés aux grands instruments comme derniers accessoires, peuvent être considérés comme des articles de luxe dont l'usage est à peine possible.

Toutefois, les objectifs dont la partie optique a été parfaitement soignée, supportent mieux des oculaires plus forts que les objectifs moins habilement construits. Néanmoins, même dans ce cas, on ne recherchera le grossissement de l'image au moyen de l'oculaire qu'avec beaucoup de circonspection. Les oculaires peuvent certainement recevoir encore de grandes améliorations, et il est très-fort à désirer que des opticiens capables entreprennent cette tâche. Les premiers oculaires dits orthoscopiques, qui, à ma connaissance, aient été construits et vendus, sont dus à Kellner, mort jeune, à Wetzlar; ils donnent, à la vérité, une image très-plane, mais leurs plus forts numéros ne m'ont pas montré dans l'objet un détail nouveau.

Il résulte des observations précédentes, que celui qui peut obtenir à l'aide de son microscope, et en suivant deux voies différentes, à peu près le même grossissement, l'un avec un objectif faible, associé à un puissant oculaire, l'autre au moyen d'un objectif fort, employé avec un oculaire faible, doit toujours préférer cette dernière combinaison. C'est pourquoi les efforts des anciens opticiens, pour combiner des objectifs faibles avec des oculaires relativement puissants, ne sauraient être approuvés, et on a renoncé, de plus en plus, à cette méthode dans ces derniers temps.

Les objets dont on entreprend l'examen au point de vue de l'histologie et de la médecine exigent rarement l'emploi de l'éclairage oblique. Si l'on veut étudier les effets de ce genre d'éclairage, on devra suivre les préceptes donnés plus haut.

Pour faire usage des réactifs, on met une goutte en contact avec l'objet préparé, au moyen d'une petite baguette de verre effilée, soit en soulevant le verre à couvrir, soit en déposant cette goutte au bord de la lamelle sous laquelle elle passera pour s'unir au liquide où baigne déjà l'objet. On peut obtenir une infiltration lente en se servant d'un fil de toile placé, moitié sous la lamelle, moitié sur la lame en verre portant l'objet, fil qu'on imbibe avec la goutte du réactif.

L'observateur qui désire ménager son instrument prendra les précautions que nécessite l'emploi des réactifs, notamment des acides violents, des alcalis, et, plus particulièrement, des agents qui attaquent le plomb du flint. On évitera, autant que possible, de recourir aux acides chlorhydrique et azotique concentrés; on sera très-circonspect dans le maniement des acides volatils et de l'ammoniaque. Enfin, on ne se servira jamais d'eau sulfureuse. Toute addition de réactif exige l'usage de grandes lamelles à couvrir. Quand malheureusement une lentille a été mouillée par un réactif, on la plonge immédiatement dans l'eau distillée. Éloignez de votre chambre de travail toute préparation chimique dégageant des vapeurs. Le triste état des microscopes employés dans les laboratoires de chimie est la meilleure preuve de l'action délétère des gaz.

Lorsqu'on se sert journellement du microscope, il est

pénible d'avoir sans cesse à le monter et à le démonter, opération qui, répétée fréquemment, peut nuire au mécanisme de la monture. Aussi est-il bon d'avoir son microscope établi sur une table, et placé sous un globe ou sous une cage en verre. Le tout reposera sur un morceau de drap qui empêche l'introduction de la poussière. Une autre cloche de verre protégera les oculaires, les objectifs enfermés dans un étui, et tous les ustensiles d'un usage fréquent. Pour éviter que les instruments ne soient incessamment couverts de vapeurs, il est bon de travailler dans une chambre chauffée.

Chaque fois qu'on se sera servi du microscope, on fera bien (le commençant surtout) de l'examiner attentivement avant de le replacer sous le globe. S'il existe des taches sur les parties en cuivre, on les enlèvera avec un morceau de drap; un pinceau de poil fin servira à ôter la poussière des lentilles, des oculaires, etc. Ces soins peuvent bien occasionner une perte de temps, mais on ménage ainsi l'instrument tout en lui conservant sa valeur primitive, surtout si on ne néglige pas de constater, chaque fois, l'état des objectifs qu'on vient d'employer.

Voici la meilleure manière de nettoyer les objectifs: on ôte d'abord la poussière avec un pinceau, et on frotte ensuite la lentille avec un morceau de linge très-fin, et fortement adouci par de fréquents lavages. On peut également employer au même usage une peau très-fine, très-douce, ou de la moelle de sureau. Il est des taches qu'on enlève avec de l'eau distillée; d'autres, telles que celles provenant de la glycérine, exigent qu'on ait recours à un morceau de drap imprégné d'alcool. Il faut éviter l'emploi d'une trop grande quantité de ce liquide, parce qu'il pourrait s'en glisser une partie entre le joint des lentilles et atteindre le mastic qui unit le crown et le flint.

Un micrographe expérimenté n'aura pas souvent à se

reprocher d'avoir trop mouillé une lentille. On comprendra facilement qu'il importe de s'en abstenir soigneusement toutes les fois qu'on emploie des réactifs, et que, dans ce dernier cas, il faut toujours procéder avec les plus grandes précautions. On se servira alors, autant que possible, d'objectifs faibles, possédant une grande distance focale; et, si on doit pousser plus loin ce genre de travail, il sera nécessaire de couvrir la platine d'une plaque de verre, qu'on fixera avec des valets, si la platine en est pourvue. Quand les lames de verre qui supportent l'objet sont assez larges, elles forment naturellement déjà un abri.

Malgré tous les soins donnés au microscope, il devient indispensable de nettoyer à fond, de temps en temps, sa partie optique, attendu qu'il se forme sur les lentilles et les oculaires une sorte de couche graisseuse qui assombrit considérablement l'image. Les instruments dont on ne s'est pas servi depuis plusieurs années portent, presque toujours, cette couche de matière grasse. On peut être sans inquiétude sur le résultat du nettoyage, car il est tout à fait inoffensif pour les verres, si l'on se sert d'un bon pinceau et d'une toile très-fine.

La table de travail sera grande et massive, afin qu'elle repose fermement et solidement sur le plancher. Nous recommanderons d'employer pour sa surface un bois dur dans lequel on incrustera d'un côté, ou même des deux côtés, des tablettes d'ardoise où se feront les préparations.

Il est très-utile que la table possède plusieurs tiroirs, afin de serrer et de mettre à l'abri de la poussière, ainsi que de toute malpropreté, le grand nombre de petits accessoires dont on a besoin.

On place dans ces mêmes tiroirs les lames porte-objets, les lamelles à couvrir, les vases en verre, les instruments de dessin, les appareils additionnels du microscope, les morceaux de toile destinés au nettoyage, etc.

Il y aura toujours sur la table des globes et des cloches en verre pour protéger de la poussière les objets dont on ne se sert pas momentanément.

Tout réactif inutile ne restera pas sur la table et sera mis soigneusement dans un endroit à part.

La question de savoir quelles sont les qualités morales et physiques que doit posséder le micrographe a été traitée fort au long dans un grand nombre d'ouvrages. Nous croyons pouvoir nous abstenir de nous en occuper ici. On peut dire, toutefois, que la finesse des sens, le calme, l'amour de la vérité et l'heureux don d'un jugement sain sont surtout nécessaires au médecin et à toute personne qui se livre à des recherches scientifiques. Celui qui ne possède point ces qualités, celui qui se trouble facilement et qui, entraîné à chaque instant par une imagination trop vive, perd le calme et l'impartialité indispensables pour bien observer, celui-là doit renoncer au microscope et à la médecine.

Les recherches microscopiques demandent une bonne vue qui ne se fatigue pas trop facilement. Un peu de myopie avec des yeux bien transparents constitue ordinairement les indices d'une grande aptitude aux travaux qui nous occupent. Quiconque est assez heureux pour posséder deux yeux également bons, doit s'habituer à s'en servir tour à tour. Les personnes qui regardent longtemps de suite avec le même œil, tandis que l'autre, quoique ouvert, reste dans l'inaction, s'apercevront combien le premier gagne en force, pendant que l'autre devient plus irritable. Si l'on se sert ensuite de l'œil reposé pour remplacer l'autre, le champ visuel paraîtra beaucoup plus clair, et la fatigue se fera promptement sentir.

Dans le cas où un œil est sensiblement plus faible que l'autre, on doit naturellement consacrer aux travaux microscopiques l'œil bon. Il faut s'habituer, dès le principe, à conserver ouvert l'œil inactif pendant qu'on regarde avec l'autre dans l'instrument. Bientôt l'attention se concentre si fortement dans l'œil occupé, que les impressions qui se produisent sur l'œil non employé passent inaperçues par l'observateur.

Afin de ménager la vue, il est à propos de ne pas travailler trop longtemps. On évitera également de se livrer à des recherches microscopiques pendant les premières heures du jour, et immédiatement après le dîner. Aussitôt qu'on éprouve de la fatigue, il faut cesser tout travail. Cette recommandation concerne plus particulièrement les commençants, dont les yeux se fatiguent d'autant plus vite qu'ils ne sont pas habitués à ce genre de vision. Dans la suite, les yeux, mieux exercés, supporteront facilement une application plus longue.

On travaillera debout ou assis, selon qu'on sera habitué à l'une ou à l'autre de ces positions. La manière la plus facile de se servir d'un microscope vertical, c'est de regarder à travers le tube en abaissant la tête. Les Anglais attachent généralement une grande importance à pouvoir faire prendre au microscope la position oblique ou la position horizontale, afin d'éviter ainsi la fatigue de la nuque et l'afflux du sang vers la tête. Leurs grands microscopes, de même que les plus simples, sont construits de façon à se renverser. L'incommodité qui résulte d'une platine placée obliquement ou verticalement est, au sentiment des observateurs du continent, beaucoup trop sensible (lorsqu'il s'agit de voir autre chose que des test-objets), pour qu'on ait adopté les dispositions dont il vient d'être parlé.

Dans l'intérêt de la conservation de la vue, il est très-important, comme on l'a déjà dit, de modérer convenablement l'éclairage du champ visuel, et de savoir faire adroitement usage des diaphragmes (fig. 18, p. 34).

La faculté de voir et d'observer avec le microscope n'est pas la même pour tous; elle est naturellement plus grande chez l'un, plus petite chez l'autre; mais, à l'aide d'une certaine persévérance, presque tout le monde peut l'acquérir, du moins dans une certaine mesure.

Cependant la nature particulière des images microscopiques offrira toujours, au début, des difficultés. Le microscope composé ne nous montre momentanément de l'objet que la surface optique qui se place au foyer, et tout ce qui existe en deçà ou au delà de ce foyer reste inaperçu ou comme noyé. En outre, en se conformant à la méthode habituellement adoptée pour faire des recherches, l'image est transparente, parce que la lumière vient d'en bas et non d'en haut, comme cela a lieu dans la vision ordinaire. Des objets qui sont situés dans d'autres plans, supérieurs ou inférieurs, ne deviennent visibles que par des changements de foyer, et cet effet sera, avec des objectifs à grand angle d'ouverture et à fort grossissement, beaucoup plus sensible qu'avec des systèmes faibles et à angle d'ouverture médiocre. Il résulte de là qu'on peut, à la vérité, reconnaître immédiatement les contours, la longueur et la largeur d'un objet, mais qu'on n'apprécie jamais son épaisseur ni sa forme complète. Nous ne parvenons à bien voir l'épaisseur et la forme que par une succession des diverses images microscopiques obtenues en déplaçant le foyer. C'est ici que le commençant rencontre des difficultés sérieuses, car, en combinant inexactement la série d'images, il s'expose à des erreurs. Nous manquons, dans ce genre d'examen, des moyens auxiliaires qui nous mettent à même, dans les observations ordinaires, de bien apprécier les formes des objets. Aussi saisit-on bien plus facilement la structure d'un objet microscopique, lorsqu'on fait usage de la lumière directe. Lorsque l'on possède déjà quelque expérience, on n'éprouve aucune difficulté à bien distinguer un globule de sang, mais on en éprouvera à déchiffrer la forme à angles multiples de beaucoup de diatomées, celle d'un espace creux dans une partie d'organe. La comparaison de plusieurs coupes opérées dans des directions horizontale, verticale et oblique, moyen dont se servent surtout les botanistes, est ici, quand il est possible de l'employer, du plus grand prix.

Ce n'est également qu'avec beaucoup de peine qu'on parvient à apprécier la forme d'un objet, lorsque celui-ci est extrêmement petit. Quand on a acquis quelque habitude, on évalue aisément l'importance des diverses saillies qui se trouvent dans les objets microscopiques; on distingue, par exemple, une surface convexe d'une surface concave, qui est un peu plus grande, en se contentant d'une seule image. Mais si ces surfaces sont infiniment petites, comme quand il s'agit des espaces si gracieux du *pleurosigma angulatum*, test-objet fréquemment employé, l'appréciation devient très-difficile, à ce point même que, comme nous l'avons dit plus haut, des observateurs très-habiles prétendent, les uns, que les espaces dont il vient d'être question sont convexes, tandis que les autres soutiennent qu'ils sont concaves; et la chose est restée indécise jusqu'à ce jour.

Welcker nous a indiqué un excellent moyen pour discerner un corps convexe d'un corps concave. Les corps convexes agissent à la manière d'une lentille convergente; les corps concaves, au contraire, tendent à disperser les rayons. C'est pourquoi un corps convexe, en prenant pour point de départ une élévation moyenne du tube du microscope, paraîtra brillant si on allonge ce tube, tandis qu'il faut, au contraire, le baisser pour produire le même effet quand le corps est concave. On distinguera de cette façon un objet arrondi, une boule creuse, une bordure, un sillon.

On apprécie la forme des objets microscopiques beaucoup plus facilement et beaucoup plus sûrement avec des objectifs faibles qu'avec des objectifs forts, à angles d'ouverture considérables; de manière que, ici encore, nous trouvons un puissant argument en faveur de l'usage des premiers. Si l'observateur qui possède une grande habitude du microscope arrive à ses fins à l'aide de forts objectifs, il n'en sera pas moins désirable, et cela dans un grand nombre de cas, de lui voir ajuster à son instrument un objectif de force moyenne, parfaitement soigné, avec un angle faible d'ouverture, comme on en avait autrefois. Les opticiens anglais ont cherché à remédier aux inconvénients inhérents aux systèmes à grand angle d'ouverture, en y adaptant un diaphragme.

Les altérations de l'image microscopique occasionnées par la présence de corps étrangers sont faciles à reconnaître, et la meilleure manière de les éviter, c'est d'apporter beaucoup de soin et de propreté à l'exécution des préparations. Il importe de se familiariser le plus tôt possible avec la présence des bulles d'air, des gouttes de graisse, des grains d'amidon, des filaments de lin ou de coton, etc.

Il est intéressant de comparer aussi l'image que présente un objet sous l'influence de la lumière transmise à celle qu'on obtient à l'aide d'un éclairage direct. On fera également bien d'étudier l'aspect d'un seul et même objet dans des milieux de différentes forces de réfraction.

La connaissance de la partie mécanique du microscope, le maniement adroit des vis et du miroir, le mouvement à imprimer à l'objet en lui faisant traverser le champ visuel, mouvement qui doit être continu et sans aucune secousse : toutes ces choses sont plus faciles à acquérir que celles qui concernent la partie purement optique. On peut poser ici en principe qu'il est important de ne jamais recourir à une vis ou à un mécanisme quelconque, toutes les fois que les mouvements qu'on désire obtenir peuvent être accomplis sûrement à l'aide de la main. Un vrai connaisseur trouvera qu'il y a, dans l'immense appareil d'accessoires accompagnant le grand microscope anglais, quelque chose de superflu et d'incommode.

Le renversement de l'image obtenue par le microscope composé crée, sans doute, pour le commençant, quelques difficultés. Toutefois on s'y habitue vite, et même, à la fin, on les oublie complétement. On ne se les rappelle qu'en faisant usage d'un microscope appelé microscope redresseur, qui, par l'effet d'une lentille introduite dans le tube, redresse l'image renversée. Comme ce redressement ne s'opère pas sans inconvénients optiques, ces instruments sont peu employés. Ils ne supportent que des objectifs faibles et ne sont commodes que comme microscopes de dissection.

Disons un mot des mouvements qu'on voit se manifester dans les images microscopiques. Tout ce qui se meut ne saurait être considéré comme vivant.

Il existe quelquefois dans l'eau des courants qu'il importe de connaître, si on désire se mettre à l'abri des erreurs. En mêlant, par exemple, de l'eau avec de l'alcool, les petits corpuscules qui s'y trouvent suspendus seront vivement agités, jusqu'à ce que le mélange des deux liquides soit devenu complet.

Ensuite, les toutes petites parcelles de substances qui ne sauraient être dissoutes dans l'eau, offrent le spectacle non interrompu d'un mouvement circulaire dont la cause est encore inconnue, mais qui certes n'est dû qu'à un phénomène physique. On a appelé ce tournoiement le mouvement moléculaire de Brown.

Une fine poussière de charbon, de petits cristaux, de petits grains d'une matière colorante produisent également cette agitation singulière, ainsi que les molécules de graisse et de mélanine provenant du corps d'un animal. Nous pouvons observer, sous l'influence de certaines conditions, un mouvement semblable dans le contenu très-aqueux de cellules, ainsi que dans le liquide environnant.

Sur la colonne vertébrale de la grenouille, aux points de sortie de nerfs spinaux, on trouve de petits amas blancs de cristaux, ayant la forme de petites colonnes et composés de carbonate de chaux. En les dissolvant dans une goutte d'eau, on obtient des effets magnifiques et des plus favorables à l'étude du mouvement moléculaire.

Les cristaux assez grands, longs d'environ $^1/_{150}'''$ à $^1/_{200}'''$, restent complétement immobiles tant qu'il ne s'établit pas de courant dans le liquide. Ceux qui n'ont que la moitié de cette dimension se livrent rarement au mouvement circulaire. Plus on approche de l'endroit où les colonnettes cristallines deviennent petites, plus on a de chances d'apercevoir cette agitation. Enfin, les plus petites, celles de $^1/_{1000}'''$ et moins encore, dont nous ne pouvons plus distinguer la forme, sont agitées d'un mouvement continuel.

L'observation du mouvement moléculaire est encore, à un autre point de vue, très-instructive pour le commençant. On oublie facilement combien les mouvements d'un corps sont grossis par l'appareil optique du microscope. L'agitation de ces molécules paraîtra faible à l'œil avec un grossissement de 200 fois; mais, au contraire, elle semblera très-énergique, si l'on passe à un grossissement de 1,000 à 1,500 fois.

Le microscope nous permet d'observer les mêmes phénomènes dans les corps vivants. Un infusoire que nous cherchons à examiner avec de très-fortes lentilles se précipite littéralement à travers le champ visuel, tandis que ce même infusoire nage dans l'eau, sans manifester même une vitesse notable, quand on se sert des grossissements les plus faibles. Si, avec un objectif puissant, on examine la circulation dans la membrane palmée du pied de la grenouille, ou dans la queue du têtard, on voit les corpuscules sanguins traverser rapidement les vaisseaux capillaires, tandis que ce courant à travers les capillaires est naturellement lent.

Il est un autre point encore qu'il ne faut pas perdre de vue en étudiant avec le microscope les phénomènes du mouvement. Lorsqu'une série de mouvements se succèdent avec une grande rapidité, nous reconnaissons le mouvement général, mais nous ne distinguons pas les mouvements isolés. Ces derniers ne deviendront sensibles à l'œil que quand les premiers phénomènes seront apaisés. Dans un chapitre ultérieur, nous rencontrerons un exemple de ce genre en traitant du mouvement des paillettes.

Il nous reste à nous occuper d'une série de mouvements qui, dans ces derniers temps, ont attiré, de plus en plus, l'attention des observateurs; nous voulons parler des transformations que subissent les cellules vivantes des animaux.

On connaissait depuis longtemps, et plus particulièrement par les corps d'animaux inférieurs, quelques exemples de ce curieux changement de forme. Maintenant on sait que la jeune cellule, tant que le corps cellulaire possède sa substance primitive, c'est-à-dire, comme on l'appelle, son protoplasma, est également douée d'une puissance contractile vitale chez les animaux supérieurs. De nombreuses cellules qui concourent à la formation normale d'un être, de même que celles des productions pathologiques récentes, offrent le changement ci-dessus mentionné aussi longtemps qu'elles conservent leur caractère originaire. Oui, on a vu de ces cellules s'éloigner et passer à travers les tissus vivants. On a également pu constater, dans le corps des cellules contractiles, de petits corpuscules, tels que les molécules d'indigo et de carmin, des globules de lait très-fins, et même des cellules de sang extravasées, de sorte que nous assistons ici au spectacle d'un monde nouveau des infiniment petits, et que nous obtenons, dès à présent, la clef de quelques observations déjà anciennes et fort obscures.

Si jamais recherches microscopiques exigent les précautions les plus minutieuses, c'est certainement en pareil cas.

Afin de ne pas s'exposer à détruire trop tôt la vie de la cellule, il est important que le liquide qu'on introduit soit sans action nuisible.

Le micrographe qui, regardant comme liquides inoffensifs, ainsi qu'on le pensait autrefois, les solutions de sucre ou de sel, le blanc d'œuf mêlé à de l'eau, l'humeur vitrée, les emploierait dans ses recherches, serait bientôt convaincu du contraire. En effet, on ne peut, généralement, considérer comme liquides vraiment inoffensifs que ceux qui baignent les cellules dans le corps même. L'iod-serum (voy. ci-après), ou toute autre composition analogue pourra, dans beaucoup de cas, remplir ce but. On aura soin de mettre la plus grande précaution à éviter toute pression et toute évaporation. Il est bon de soutenir le verre à couvrir très-mince en plaçant dessous de légers fragments suivant la manière que nous avons indiquée ci-dessus; l'observateur est habituellement pourvu de ces verres à couvrir; mais dans bien des cas il peut se dispenser d'en faire usage, et cela sera préférable.

Pour éviter l'évaporation du liquide ajouté à l'objet qu'on veut examiner, Recklinghausen a inventé un petit appareil très-avantageux. Le lecteur se fera facilement une idée de cet appareil, appelé *chambre humide*, en examinant la figure 48. Une lame de verre un peu grande et polie (*d*) porte l'objet à la manière ordinaire. Un anneau en verre également poli entoure, à une certaine distance, l'objet, et son bord inférieur (*a*) repose sur la lame qui supporte la préparation. On attache aussi solidement que possible une espèce de bourse (*b*) en caoutchouc très-mince à la partie supérieure de l'anneau. L'ouverture de cette bourse (*c*), entourée d'un petit cordon en caoutchouc, contient l'anneau ou le tube du microscope.

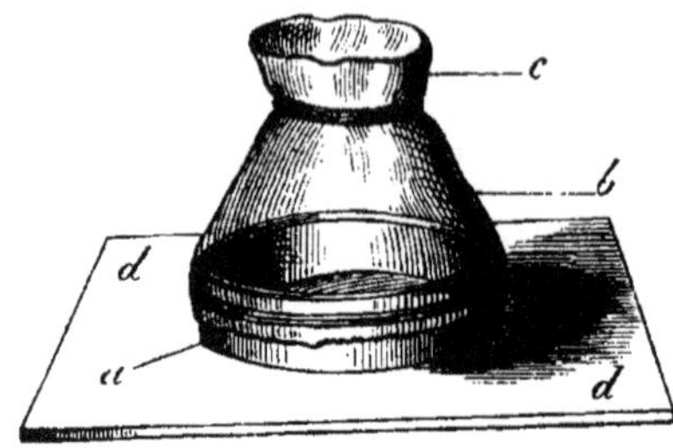

Fig. 48. Chambre humide de Recklinghausen.

Pour maintenir saturé d'humidité l'intérieur de cette chambre ainsi isolée, on place en dedans de l'anneau en verre deux bandelettes de moelle de sureau ou de papier buvard imprégnées d'eau; on enveloppera, en outre, extérieurement le bord inférieur de l'anneau avec des bourrelets de papier buvard, préalablement mouillés.

A l'aide de ces dispositions et d'un objectif à immersion, on pourra suivre le mouvement des cellules pendant des heures et même pendant des journées entières.

Nous pouvons étudier ainsi très-commodément, à la température habituelle d'une chambre, la vie des cellules dans un animal à sang froid, par exemple dans une grenouille (sur les ligaments, la cornée, le sang, la lymphe), ce qui ne pourrait se faire avec des parties provenant du corps d'un animal à sang chaud. Dans ce dernier cas, et par une température froide, la vie s'arrête trop promptement. Il faut donc, pour obtenir des résultats satisfaisants, constituer des températures analogues à celles de l'organisme vivant. Déjà anciennement des expérimentateurs cherchaient, autant qu'ils le pouvaient, à sortir de cet embarras, en chauffant le porte-objets. Plus tard, Beale construisit, il est vrai, d'une forme assez grossière, un porte-objet susceptible d'être chauffé. Dans ces derniers temps, un savant célèbre, M. Schultze, s'est acquis une grande réputation en inventant un appareil de ce genre, qui, par son exactitude, répond mieux à tous les besoins.

Notre figure 49 représente l'appareil de M. Schultze[1]. Sur la platine du microscope se trouve une plaque de

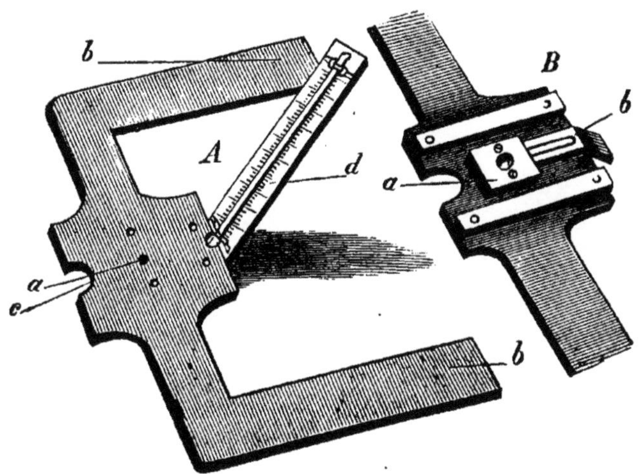

Fig. 49. Porte-objet susceptible d'être chauffé, inventé par M. Schultze.

cuivre A, fixée à l'aide de pinces; cette plaque est échancrée par derrière (*c*), afin de s'adapter à la tige du microscope; elle est percée en *a* de part en part pour les besoins de l'éclairage, et porte en avant et au milieu un thermomètre placé obliquement (*d*); aux deux extrémités sont les deux bras (*b*). C'est sous les bras qu'on place deux petites lampes à esprit-de-vin destinées au chauffage. L'extrémité inférieure du thermomètre, enfermée dans le petit coffret en cuivre B, *a*, embrasse de toute part l'ou-

1. On peut se le procurer à Bonn, chez le mécanicien Geissler, au prix de 9 thalers (34 fr.).

verture du porte-objet; elle s'étend, dégagée, sur une partie de la surface inférieure de celui-ci, et arrive recourbée, à travers une ouverture (*b*), sur la surface antérieure de la plaque métallique graduée. L'expérience a prouvé que le thermomètre indique exactement la température de l'objet. Il est à peine nécessaire de faire remarquer qu'il est indispensable d'employer avec le porte-objet, susceptible d'être chauffé, la chambre humide et les objectifs à immersion.

CHAPITRE VI.

Préparation des objets microscopiques.

S'agit-il d'examiner autre chose que les préparations toutes faites d'une collection? alors on sera obligé, dans le plus grand nombre des cas, de préparer d'abord convenablement les objets qu'on se propose d'étudier, et on procédera à cette opération, comme nous avons déjà eu l'occasion de le dire, avec une propreté et un soin tout particuliers. Ce n'est qu'en examinant du sang, des mucosités, des liquides pathologiques, etc., qu'il suffit d'en étendre une goutte sur une lame de verre.

On se sert de porte-objets pour y placer la chose destinée à l'étude. Ces porte-objets sont de simples lames de verre. Il est bon d'en avoir une provision de plusieurs douzaines, et on les conservera proprement dans une boîte fermée afin de les garantir de la poussière. Les lames, pour être bonnes, devraient être faites de verre pur, tout à fait incolore, et avoir les bords polis, pour éviter d'endommager l'instrument. On rejettera les lames trop épaisses en employant les objectifs les plus forts et les diaphragmes cylindriques que ces mêmes objectifs rendent indispensables. En conséquence, le verre n'aura qu'une épaisseur de $0^{mm},75$ à $1^{mm},13$ ($^1/_3$ à $^1/_2$'''). La forme la plus avantageuse des lames, est celle d'un carré long, 81 millimètres sur 27 (3 pouces sur 1), et l'on n'adoptera un format plus petit que dans le cas où la platine serait très-étroite. Des lames de forme carrée sont moins avantageuses. En tout cas, on fera bien de s'habituer à placer l'objet soumis à l'examen au milieu de la lame. On étudiera rarement un objet à l'état sec, et, en général, on y ajoutera un liquide, de l'eau, de la glycérine, etc. Cette addition de liquide se fait en commençant la préparation. On apprend promptement à connaître la quantité qu'il convient d'employer.

Si l'objet qu'on se propose d'étudier est grand et épais, si l'on veut, par exemple, examiner un petit embryon, une préparation à injection d'une certaine importance, on les place sous le microscope, dans un verre de montre. De petites auges en verre, de forme carrée, à peu près de la dimension de 27 millimètres (1 pouce) et ayant un rebord haut de $4^{mm},51$ à $6^{mm},76$ (2 à $3'''$), sont préférables. On peut également se servir avec avantage d'une sorte de cellules en verre, comme les Anglais en confectionnent (voyez plus loin le passage consacré aux préparations microscopiques). Les lames à préparations épaisses et excavées au centre sont bien moins commodes.

On étudiera rarement, et seulement dans ces derniers cas, l'objet placé à découvert; et quand il faudra le couvrir, on se servira de verres minces ou lamelles dont il a été si souvent question. Autrefois on employait fréquemment, avec des grossissements faibles, des morceaux de verre épais. Comme il est facile maintenant de se procurer, à peu de frais, des verres minces et même très-minces, venant d'Angleterre, on a complétement abandonné les autres.

Ainsi que nous l'avons vu dans un chapitre précédent, l'épaisseur d'un verre à couvrir exerce une très-grande influence sur la partie optique, lorsqu'on fait usage d'objectifs puissants. Il est donc nécessaire d'avoir un assortiment de verres à couvrir, d'épaisseur différente, et on les conserve dans des boîtes étiquetées. Cette épaisseur variera entre $0^{mm},45$ ou $0^{mm},376$ ($^1/_5$ ou $^1/_6'''$), et $0^{mm},23$ ou $0^{mm},15$ ($^1/_{10}$ ou $^1/_{15}'''$), suivant la force de l'objectif adopté. Quelquefois lorsqu'il s'agit d'objets très-délicats qu'on ne veut ni écraser, ni couper, la pression exercée par les lamelles serait encore trop grande. Il devient alors indispensable de placer un corps plus solide entre le porte-objet et le verre à couvrir, mesure de précaution dont il a déjà été parlé dans ce travail. En coupant des morceaux dans du verre à glace très-mince, on obtient des lames plus épaisses.

Pour faire les préparations, il est nécessaire de posséder quelques instruments appropriés à ce travail. Toutefois, il ne faut pas croire qu'il y ait un grand inconvénient à en manquer. Un observateur expérimenté opérera mieux et en moins de temps, avec des instruments simples qu'avec des instruments très-compliqués. Néanmoins, on fabrique, pour l'usage des micrographes, une série de petits couteaux, de petites pinces et de petits ciseaux dont personne, du reste, ne se dit l'inventeur, et qui, au fond, sont plutôt des objets de luxe peu utiles.

On a besoin, pour saisir les objets, de quelques pinces très-fines, c'est-à-dire à pointes minces et effilées. On choisira celles qui ont un ressort doux, et on laissera celles qui se manient difficilement aux anatomistes. Les pointes doivent être tout à fait polies ou à dents très-légères. Un petit crochet terminant l'une des pointes ne présente aucune utilité. Dans la plupart des cas un pinceau à peindre, très-fin, est l'instrument le plus commode pour déplacer une foule de choses, surtout quand elles sont très-délicates.

Les ciseaux viennent en première ligne lorsqu'il s'agit de découper. Il les faut très-fins, et ceux des oculistes sont indispensables aux micrographes. Dans beaucoup de circonstances, il peut être utile d'avoir des ciseaux à lames courbes; une paire de ciseaux coudés très-fins rend, de temps en temps, d'excellents services.

Il existe de petits couteaux d'une utilité relativement moindre. On doit leur préférer de beaucoup des scalpels très-fins, à lames étroites et pointues, fabriqués autant que possible avec un acier durement trempé. Les scalpels ordinaires sont généralement trop grossiers, l'acier en est trop doux pour que ces instruments conviennent aux travaux microscopiques.

A-t-on besoin d'un instrument tranchant beaucoup plus délicat? alors on recourra aux aiguilles ordinaires à cataracte. Elles sont aussi très-commodes pour déplacer de petits corps. Il est ordinairement indispensable, dans les recherches histologiques, de morceler les objets microscopiques. Quelques aiguilles, pas trop longues, mais à pointes très-fines et très-acérées, fixées dans des manches de bois, répondent à toutes les exigences. Quand il est nécessaire de dilacérer ainsi les objets, il faut le faire toujours minutieusement et en prenant en considération la petitesse des éléments qui constituent le corps humain. Ne craignez pas de mettre à ce travail quelques minutes de plus, car vous vous trouverez amplement dédommagé de ce petit surcroît de peine par la réussite de votre préparation et son utilité. Les commençants manquent souvent de patience. Ils s'arrêtent trop vite dans la lacération de l'objet à préparer, objet qu'ils choisissent aussi beaucoup trop épais.

On se trouve fréquemment dans le cas de diviser, en tranches très-minces, des parties fraîches, mais très-dures, ou bien des parties artificiellement durcies. On s'est servi, à cet effet, de couteaux à lames doubles très-rapprochées et placées parallèlement l'une à côté de l'autre. Le couteau à lames doubles, inventé par le professeur Valentin, est le plus connu. Il n'est pas facile de bien construire un pareil instrument, que nous représentons fig. 50, n° 1; et un instrument non réussi ne rend, à proprement parler, aucun service. Des couteliers anglais ont fait subir à l'instrument de Valentin des améliorations convenables. On trouve ces améliorations du couteau à deux lames, représentées dans la même figure, 2.

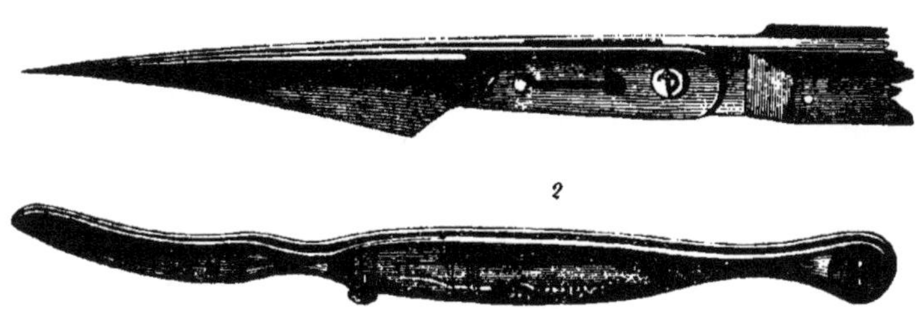

Fig. 50. Couteau à lames doubles. 1, couteau de Valentin ; 2, instrument perfectionné des Anglais.

Il est infiniment préférable de faire les coupes minces à l'aide de la main et avec un bon rasoir. Si le rasoir est vraiment bon, et si l'on a acquis une dextérité suffisante, le couteau à deux lames sera bien vite abandonné. Les rasoirs anglais, à monture légère et à petites lames, sont les plus convenables. Ces petites lames peuvent être plates et répondront ainsi à beaucoup de besoins, ou de forme concave et conviendront mieux pour les coupes très-minces et très-fines. Il est indispensable de recourir à des repassages soignés et à l'usage fréquent d'un cuir à rasoirs, afin de maintenir le tranchant en bon état. On mouillera bien la lame, ainsi que l'objet à diviser, car une lame sèche ne produit jamais une coupe nette. Le meilleur instrument pour enlever ensuite cette coupe mince de la lame humide, est un pinceau qui servira également à l'étendre avec soin et précaution sur la lame de verre.

Les coupes très-minces d'objets extrêmement petits présentent des difficultés particulières, parce qu'on ne peut pas les soutenir, comme on le fait à l'égard des objets épais, avec les doigts de la main gauche. Dans ce cas, on fixe des parcelles humides ou très-molles dans d'autres plus compactes et plus volumineuses; ainsi on insère, par exemple, la moelle épinière d'un petit mammifère dans celle d'un mammifère plus considérable. L'agglutination d'un grand nombre de très-petits objets, à l'aide d'une solution épaisse de gomme arabique additionnée d'une petite quantité de glycérine, peut être avantageusement employée. On fait alors des coupes à travers toute la masse préalablement séchée et ramollie ensuite.

Les coupes minces d'objets durs, tels que les os et les dents, ne peuvent s'exécuter au rasoir. On se sert, dans ce cas, d'une petite scie faite avec un ressort de montre, et on polit sur une pierre à aiguiser le morceau enlevé. C'est avec le secours d'une petite pierre à aiguiser et de la main qu'on réussit le plus vite et le mieux dans cette opération.

Le pinceau est un instrument tout à fait indispensable à quiconque s'occupe d'histologie. Sans parler de l'usage qu'on en fait pour ôter la poussière des verres du microscope, on peut dire que le pinceau est fréquemment employé dans les préparations microscopiques. Les corpuscules étrangers, les ordures déposés sur la surface des objets préparés, s'enlèvent admirablement à l'aide de cet instrument; c'est encore grâce à lui, qu'on parvient à bien étendre, sur la lame en verre porte-objet, les coupes minces et délicates. S'agit-il d'écarter d'un objet des éléments cellulaires se présentant souvent en si grand nom-

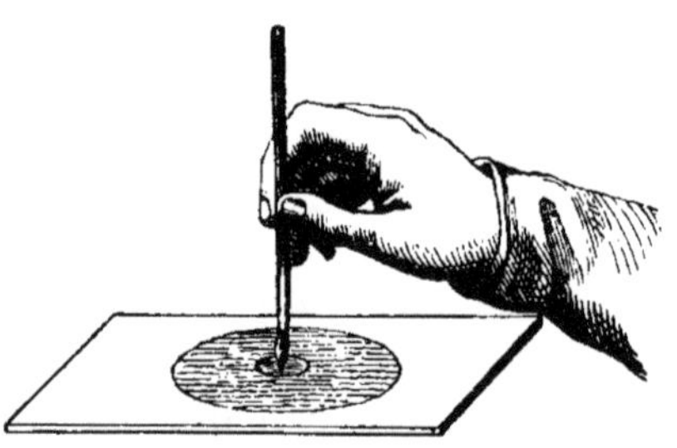

Fig. 51. Manière de se servir du pinceau avec les objets microscopiques.

bre qu'ils le cachent presque complétement? on réussira bien mieux avec le pinceau, suivant la méthode inventée par le professeur His, de Bâle, qu'on ne saurait l'espérer en recourant aux lavages et aux jets d'eau d'une seringue en verre. On mouille fortement l'objet (ordinairement avec de l'eau et de la glycérine), on le couvre, puis on lui imprime des mouvements précipités et perpendiculaires avec un pinceau de grosseur moyenne (fig. 51). Le liquide se trouble peu à peu, et l'objet apparaît plus net. Après quelques minutes, on le retourne, et on fait subir à l'autre surface la même opération. De cette manière, on arrive, au bout de quelque temps, en écartant le liquide primitif et celui qu'on y a ajouté, à voir l'objet seul et entièrement isolé. On se sert aussi très-avantageusement du pinceau sur les objets flottants dans un liquide abondant, comme cela peut se présenter dans les cages en verre mentionnées ci-dessus. Il est vrai qu'il faut une certaine patience pour obtenir un objet bien préparé, et surtout avec une consistance convenable en le traitant d'après ce procédé. Quand un objet n'est pas encore suffisamment durci, on peut également le morceler à l'aide d'un pinceau manié avec circonspection. Après avoir laissé ces parcelles se durcir pendant un ou deux jours, elles deviennent propres à l'examen. Mais il faut éviter de recourir à un objet durci avec excès. Dans ce cas, on n'arriverait qu'à une préparation incomplète ou même de nulle valeur, car les cellules ne se laissent plus séparer. Généralement il faut renoncer à ces tentatives, parce qu'un ramollissement tardif est rarement couronné de succès. Bilbroth a égale-

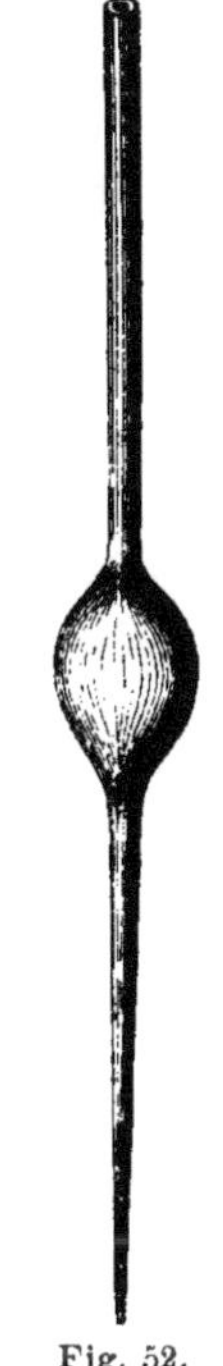
Fig. 52.
La pipette.

ment publié quelques règles à observer dans l'emploi du pinceau.

Pour enlever l'excédant d'un liquide de la surface d'une lame à préparation, on peut se servir d'une bandelette de papier buvard. Une petite pipette (fig. 52) est plus utile encore : c'est un instrument dont on se passe difficilement, quand on prépare des objets dans un but de conservation.

CHAPITRE VII.

Liquides additionnels employés dans l'examen des tissus. Réactifs chimiques. Analyse à l'aide des liqueurs titrées.

En général, on ne fait que très-rarement des recherches sur des parties animales, à l'état sec; le plus souvent on y ajoute un liquide. Ce liquide peut être inoffensif, quoique ce cas soit beaucoup moins fréquent qu'on n'est porté à le croire. En effet, il peut agir chimiquement sur l'objet, lui soustraire des liquides ou en faire pénétrer à l'intérieur. Il en résulte alors que l'objet sera ou contracté, ou dilaté, ce qui peut changer les conditions de réfraction dans la substance des tissus.

Observons d'abord ce qui se passe quand les objets ont été grossis. Plus l'antagonisme entre la puissance de réfraction d'un objet et le milieu qui l'entoure est grand, plus cet objet paraîtra d'une manière vive et tranchée. C'est ainsi que nous apercevons, de la manière la plus distincte, beaucoup de tissus délicats à l'état sec et entourés d'air atmosphérique; tandis que l'addition de l'eau (eau qui change la réfraction de la lumière) permet à peine, ou ne permet peut-être plus du tout, de voir tel ou tel détail.

Dans la texture des parties animales, il est souvent difficile d'apercevoir une foule de particularités à cause de la faible différence qui existe entre leur puissance de réfraction et celle de l'eau qui les entoure; nous sommes donc obligé de donner raison à Harting, lorsqu'il dit que la découverte d'un fluide qui posséderait moins de puissance de réfraction que l'eau serait un auxiliaire très-précieux dans un grand nombre de recherches. Comme nous le montrerons plus loin, beaucoup de détails peuvent être rendus plus sombres et plus tranchants par la coloration, par l'emploi de liquides coagulés et sans transparence. Quelquefois même une partie, le noyau d'une cellule, par exemple, devient plus foncée, grâce à l'addition d'un liquide, tandis que la substance qui l'enveloppe perd, au contraire, de sa puissance de réfraction. Certains réactifs, comme l'acide acétique, produisent des effets avantageux. Le mode d'action de cet acide sur le tissu cellulaire nous prouve qu'on est, en général, bien peu autorisé à rejeter, dans les recherches, une méthode, par ce fait qu'on n'aperçoit rien dans le champ visuel du microscope.

Pendant que la substance intermédiaire du tissu cellulaire, résultant de l'enlacement de fibres d'une extrême finesse, arrive à se gonfler sous l'action de l'acide acétique, la puissance de réfraction de ces parties et celle du liquide qui les entoure deviennent égales, de telle sorte qu'on serait tenté de croire à la dissolution de ces fibrilles par le réactif, si d'autres moyens ne nous permettaient d'apercevoir ces mêmes tissus devenus invisibles, grâce à l'acide.

D'un autre côté, on éprouve très-souvent le besoin de rendre aussi transparents que possible, par l'addition de liquides doués d'un fort pouvoir de réfraction, des objets trop sombres et, par cela même, méconnaissables. De fortes solutions de sucre, de gomme, de blanc d'œuf, peuvent servir, à cet effet, lorsqu'il s'agit de donner plus de transparence à des parties humides. Nous avons trouvé, de nos jours, dans la glycérine, un des meilleurs moyens pour obtenir ce résultat. Des tissus complétement secs prennent de la transparence d'une manière encore plus durable lorsqu'on les plonge dans l'essence de térébenthine, dans le baume de Canada et dans l'huile essentielle d'anis. Tandis que l'indice de réfraction de l'eau est de 1,336, celui du vinaigre est de 1,38; la glycérine pure nous donne 1,475 (la glycérine avec partie égale d'eau, 1,40); l'huile de térébenthine, 1,476; le baume de Canada, 1,532, et l'huile essentielle d'anis, 1,811.

Il est facile de voir combien est importante la puissance réfractive d'un liquide pour mettre en évidence l'aspect d'un objet microscopique. Un fil très-fin de verre, placé dans l'eau, se distingue facilement à cause de la différence des indices de réfraction. Qu'on le mette dans du baume de Canada, possédant à peu près le même indice de réfraction que le fil de verre, celui-ci cessera de briller, et il faudra une très-grande attention pour qu'il ne semble pas être autre chose qu'une bande unie. Si l'on emploie de l'huile d'anis, on obtient une image représentant une sorte de tube creux dans l'intérieur de cette huile (Welcker).

On ne saurait trop recommander à tous ceux qui font des recherches microscopiques de s'appliquer à trouver surtout des liquides inoffensifs, ou, autrement dit, des liquides qui n'altèrent pas la nature de l'objet à examiner. C'est par routine qu'on attribue cette innocuité à l'eau pure : elle ne la possède pas. On concède tout au plus qu'un petit nombre de tissus animaux fasse exception, vu qu'il est impossible de nier l'effet énergique de l'eau sur les globules du sang et sur les éléments de la rétine. Que le nombre des tissus sur lesquels l'eau exerce une action très-profonde soit infiniment plus considérable qu'on ne le pense, qu'il n'y en ait, au contraire, que fort peu de rebelles à son influence, c'est là un fait clairement prouvé seulement pour un petit nombre de savants, mais cette opinion n'est pas généralement partagée. On s'est beaucoup occupé de nos jours des phénomènes d'endosmose dans l'étude de la physiologie, et cependant nous manquons, en ce qui concerne les recherches microscopiques, des premières notions sur la production de ces phénomènes.

En théorie, on doit exiger que toute partie d'un corps soumise à l'étude soit imprégnée d'un liquide égal en qualité et en quantité à celui dont le tissu vivant est pénétré. Sans doute il est difficile, dans la pratique, de remplir toutes ces conditions; il faut donc se borner à faire des efforts pour s'en écarter le moins possible.

On recommande habituellement, comme liquides additionnels d'un emploi avantageux avec des tissus délicats et très-susceptibles de changement, la salive, l'humeur vitrée, les parties aqueuses provenant de fruits, la sérosité du sang, le blanc d'œuf très-étendu; tous ces moyens produisent, dans des circonstances données et d'une manière satisfaisante, les effets qu'on en attend. Néanmoins, il ne faut pas croire qu'on puisse toujours réussir ainsi. Un seul et même tissu, provenant d'animaux d'espèces différentes, se comportera fréquemment d'une tout autre façon avec les mêmes liquides, comme nous le voyons pour les globules de sang. Schultze nous indique une expérience à la fois facile à répéter et importante, due à Landolt; elle consiste à ajouter un petit morceau de camphre à des liquides provenant d'animaux : on les préserve ainsi pour longtemps de toute décomposition.

Quant aux liquides sans action, les recherches physiques de Graham nous donnent la raison de cette propriété.

Dans un travail très-intéressant (*Annales de chimie et de pharmacie*, vol. 121, p. 1), ce savant a signalé, il y a quelque temps, deux groupes de substances qu'on peut distinguer d'après leur pouvoir de diffusion, et il les a désignées sous les noms de substances cristalloïdes et de substances colloïdes. Les premières, appartenant aux corps susceptibles de cristalliser, se répandent rapidement et rappellent, sous ce rapport, les matières diffusibles; les dernières, caractérisées par leur incapacité de cristalliser, sont douées d'une puissance de diffusion très-faible. On peut citer parmi les corps organiques appartenant à cette dernière catégorie, la gomme, l'amidon, la dextrine, les mucilages, le blanc d'œuf et différentes matières gluantes.

Si on étale une couche d'eau au-dessus d'une solution contenant les deux sortes de substances, par exemple du chlorure de sodium et du blanc d'œuf, on verra le sel marin monter jusqu'à la couche supérieure du liquide, tandis que le blanc d'œuf, à cause de son faible pouvoir de diffusion, arrive bien moins haut, de manière que les couches supérieures en sont complétement dépourvues. Des masses gélatineuses tirées du groupe des substances colloïdes, comme le mucus, permettent un passage facile aux matières très-diffusibles; elles s'opposent, au contraire, fortement à celles qui le sont moins, et ne laissent point passer les substances dites colloïdes. A l'aide de membranes convenables de ce genre, on peut séparer les matières cristalloïdes des substances colloïdes, et purifier ainsi complétement ces dernières. D'après les observations de Graham, une gelée même très-ferme est pénétrée avec une facilité presque aussi grande que l'eau, par des substances très-diffusibles, comme le sel de cuisine, par exemple.

Il est aisé de comprendre la haute importance de ces recherches sur les phénomènes qui accompagnent la diffusion dans les tissus composés de substances colloïdes.

Les liquides inoffensifs ou sans action dont il a été question ci-dessus, nous apparaissent maintenant sous un nouveau jour. Ils contiennent constamment des substances colloïdes et des substances cristalloïdes. Dans le corps vitré, il y a 987 parties d'eau sur à peu près 4,6 parties de matière colloïde et 7,8 de substance cristalloïde, c'est-à-dire de sel de cuisine. Dans les parties aqueuses provenant de fruits, on constate les mêmes résultats. Sur 1,000 parties on rencontre à peu près 3,8 de substance colloïde (blanc d'œuf), 5,8 de sel, et, en outre, 3,4 d'urée. Dans la sérosité du sang, nous constatons 8,5 de matière colloïde et 1 de matière cristalloïde.

D'après ce qui vient d'être dit, il est inutile de faire remarquer que des liquides contenant uniquement de la matière colloïde ou de la matière cristalloïde, ne sauraient être considérés comme inoffensifs, lors même qu'ils n'apporteraient, pendant quelque temps, aucun changement visible dans les contours ou dans les formes des parties intégrantes des tissus.

C'est avec raison qu'on a soutenu récemment que celui qui se livre à des recherches microscopiques doit toujours avoir une provision de ces liquides dits inoffensifs, d'autant plus qu'il est possible de préserver de toute putréfaction, pendant des mois entiers, des solutions de blancs d'œuf en y plaçant un petit morceau de camphre; la même chose a lieu pour l'eau venant de fruits (Schultze). Une solution de blancs d'œuf, purifiés par le moyen du dialysateur de Graham, dont la quantité est connue, et à laquelle on a ajouté une dose déterminée de sel de cuisine, se conservera très-bien à l'aide d'un peu de camphre, et rendra de très-bons services. Il suffira d'en délayer une partie dans de l'eau, toutes les fois qu'on voudra en faire usage. Le camphre n'est plus efficace, quand il s'agit de conserver longtemps des tissus d'un plus gros volume. Il est évident que les solutions de sel avec addition de matières colloïdes qu'on emploie dans les expériences microscopiques, méritent d'être soumises à un examen sérieux.

Schultze a récemment recommandé d'une manière toute particulière un liquide contenant du blanc d'œuf mêlé à de l'iode; et je puis dire, d'après ma propre expérience, que ce mélange est très-utile. Ce liquide que Schultze appelle « Iodserum », consiste dans l'eau de l'amnios des embryons de ruminants, à laquelle on ajoute une teinture concentrée d'iode, ou bien une forte solution d'acide iodhydrique. Après avoir agité le vase, on met environ six gouttes du liquide iodé par 30 grammes. Le mélange a tout d'abord la couleur bien prononcée du vin blanc; au bout de quelques heures, il pâlit, et, par la suite, il continue à perdre, de plus en plus, sa première teinte. On y ajoute alors de nouveau quelques gouttes de la solution iodée. Ce composé constitue un excellent liquide additionnel, lorsqu'on se livre à des recherches sur les éléments de tissus frais et délicats. On peut aussi, après qu'il a servi pendant quelques heures ou plusieurs jours, l'employer comme un moyen très-doux de macération. Nous croyons devoir donner, dès à présent, en ce qui concerne les macérations de ce genre, le conseil fort important de n'opérer que sur de très-petits fragments, et de les placer dans une grande quantité de liquide. Un mélange artificiel formé de 30 grammes de blancs d'œuf, 270 grammes d'eau, 40 centigrammes de chlorure de sodium et de la quantité voulue de teinture d'iode, semble constituer un liquide équivalent. Le gonflement produit dans les éléments de tissus délicats par l'action de l'eau (qui doit toujours être distillée), est assez considérable; il arrive souvent qu'on voit se manifester plus tard des changements dans ces mêmes tissus, de sorte qu'il est bon d'engager celui qui veut éviter des erreurs, à essayer encore, dans ce cas, d'autres additions de liquide, afin de pouvoir distinguer dans l'image microscopique ce qui est resté intact et ce qui a été modifié par l'eau.

Nous avons déjà parlé plus d'une fois de la glycérine. Outre sa propriété de rendre les objets plus transparents, ce qui est d'un prix inestimable pour les tissus durcis e troublés par des réactifs, la glycérine, quoiqu'elle ne soi pas sans action, constitue un liquide additionnel inoffensi à l'égard d'un grand nombre de tissus, même quand i s'agit de conserver longtemps des parties volumineuses On peut, en y ajoutant de l'eau, diminuer sa faculté d'augmenter la transparence.

Un grand nombre de produits d'une nature délicate se flétrissent, il est vrai, dans la glycérine; toutefois on remarque, qu'après un certain temps d'immersion, beaucoup de parties redeviennent fermes et belles. Plusieurs réactifs essentiellement chimiques, par exemple, l'acide acétique, l'iode, le tanin, se combinent avantageusement avec la glycérine; elle entre encore dans les mélanges froids à injection. (Voyez ci-après.) Enfin, la glycérine nous offre le meilleur fluide pour conserver enfermés la plupart des tissus.

De nos jours, on fait, dans les investigations microscopiques, un fréquent usage de réactifs chimiques. Le nombre de ceux devenus nécessaires dans différentes recherches histologiques et médicales est même assez considérable. Du reste, ils sont, en tout point, semblables aux réactifs employés dans la chimie organique du règne animal.

On y recourt d'abord dans les recherches microscopiques, lorsqu'on désire avoir une idée nette sur la nature de précipités amorphes et cristallins, sur l'organisation des molécules élémentaires et celle des éléments des tissus. On fera bien de se servir pour ces opérations de solutions ordinaires, provenant d'une source digne de confiance. L'usage de ces solutions exige, par rapport au microscope, de grandes précautions, si l'on tient à conserver l'instrument en bon état. Nous rappellerons à cette occasion les conseils déjà donnés. Il faut éviter, avec le plus grand soin, toute humectation des lentilles. On ne devra se servir que d'objectifs faibles, ayant une grande distance focale; les couvre-objets consisteront, autant que possible, en lamelles de verres grandes et larges. La lame porte-objet ne devra également pas être trop étroite, afin d'éviter un écoulement sur la platine du microscope. J'ai l'habitude de couvrir entièrement la platine avec une plaque de verre d'égale grandeur et à bords polis; je recommande cette précaution à tous ceux qui désirent ménager leur instrument; si, comme cela se voit dans quelques microscopes anciens, la platine consiste en une tablette de verre noire et mate, il y aura lieu de s'en féliciter, attendu que cette disposition facilite les recherches chimiques.

On ajoute le réactif à la préparation microscopique, soit tout simplement à l'aide d'une petite baguette de verre très-pointue, en enlevant le couvre-objet, soit en laissant le réactif pénétrer par le bord de la lamelle jusqu'à l'objet; ou bien on ne fait arriver le réactif que lentement pour être mieux à même d'observer la succession des changements qu'il occasionne. On peut aussi introduire le réactif au moyen d'un fil dont une extrémité repose sous le couvre-objet, ou bien on ajuste deux languettes de papier buvard, très étroites aux bords opposés; une de ces languettes absorbe le liquide ancien, tandis que l'autre y introduit le nouveau. Avec ce dernier arrangement, les effets du réactif sont plus forts et plus énergiques.

Mais l'action rapide obtenue par l'emploi des réactifs a beaucoup moins d'importance que la propriété qu'ils possèdent, en prolongeant leur emploi, de durcir, conserver, macérer des parties animales, de sorte que celles-ci peuvent rester plongées dans ces espèces de liquides pendant des heures et des journées entières. Aujourd'hui on a très-souvent recours à ces moyens, et presque tout ce que nous avons appris, pendant ces dernières années, sur les tissus du corps humain, nous le devons à l'usage des réactifs. Leur perfectionnement devrait, en conséquence, intéresser au plus haut point tous les savants. Mais il est indispensable d'apporter la plus grande exactitude dans la façon de les appliquer. Il faut, tout d'abord, renoncer à la routine qui consiste à placer un tissu dans l'acide acétique, dans l'acide sulfurique, dans des solutions alcalines de potasse ou de soude, sans s'inquiéter de la force de ces solutions, du volume, du fragment qu'on y a plongé; de la quantité des liquides qui y ont été ajoutés, et ainsi de suite. C'est un devoir pour tout observateur qui emploie l'un ou l'autre de ces moyens, ou qui en découvre un nouveau, de faire connaître sa manière d'opérer.

Quand il ne s'agit que d'une immersion de quelques minutes, on peut se servir de verres de montre, ou bien d'une petite auge en verre très-basse. Pour de plus longues immersions, de petites fioles à ouverture un peu large, bouchées à l'émeri, conviennent parfaitement. Il faut toujours les étiqueter pour éviter des erreurs, et inscrire le moment où l'immersion a commencé.

Passons aux réactifs les plus employés maintenant.

1° Parmi les *acides minéraux*, l'acide sulfurique, l'acide chlorhydrique et l'acide nitrique exercent, à l'état concentré, une action destructive sur la plupart des substances histogénétiques. Cependant ces acides deviennent des agents précieux pour isoler certains tissus, attendu qu'ils dissolvent la matière produisant l'adhérence, et, en partie aussi, le tissu cellulaire qui s'y trouve. Plus étendus d'eau, ces acides constituent un excellent moyen pour durcir d'une manière utile divers tissus, et, très-dilués, ils agissent comme acides faibles, produisant la clarification, la dissolution, le gonflement de différents éléments constitutifs. Ils nous fournissent donc encore de cette manière, dans beaucoup de cas, d'importants moyens de macération.

Acide sulfurique.

On se servira de l'acide sulfurique anglais, concentré et épuré, qui ne fume pas et qui possède une pesanteur spécifique de 1,85 — 1,83. On l'emploie rarement à l'état de concentration. Cependant cet acide est très-utile dans les recherches faites sur des substances cornées (un épiderme corné, les ongles et les cheveux), pour isoler les cellules de ces tissus. L'acide sulfurique agit comme réactif à l'égard de la cholestérine; uni à l'iode, il se comporte de même avec les matières cellulaires et amyloïdes; le sucre et l'acide sulfurique, employés conjointement, colorent en rouge un grand nombre de matières organiques, telles que l'albumine, les amyloïdes, etc.

Fortement étendu, l'acide sulfurique durcit les tissus albumineux, attendu que son action est analogue à celle de l'acide chrômique. Toutefois, il possède un avantage réel sur ce dernier, en ce qu'il rend transparents les tissus gélatineux et cellulaires, et leur donne, en même temps, une consistance qui permet de les diviser en tranches très-minces. Du reste, la concentration de l'acide sulfurique a moins d'importance que celle de l'acide chrômique[1].

Si l'on soumet pendant vingt-quatre heures un fragment de tissu cellulaire à l'action de l'acide sulfurique affaibli au plus haut degré, 1 décigramme sur 1,000 gram-

1. M. Schultze, à qui nous sommes redevable de ces données, emploie un acide ayant une pesanteur spécifique de 1,839, et dont 18 gouttes représentent 1 gramme. Il recommande d'en mettre, en moyenne, de 3 à 4 gouttes dans 30 grammes d'eau (les quantités extrêmes sont de 1 à 10). Il loue l'efficacité de cet acide pour donner de la consistance aux substances protectrices des organes centraux du système nerveux, ainsi qu'à tout l'appareil des glandes lymphatiques et autres organes du même genre.

mes d'eau, on le verra se dissoudre à une température de 35 à 40 degrés centigrades et prendre la forme d'une colle, de sorte qu'on peut, par ce moyen, isoler d'autres éléments constitutifs du tissu cellulaire en procédant avec précaution. Kühne s'est servi heureusement de ce procédé dans ses recherches sur les fibres musculaires.

Acide azotique.

On peut se servir de l'acide azotique pur concentré des laboratoires de chimie dont la pesanteur spécifique est de 1,5, ou bien employer cet acide mêlé à une certaine quantité d'eau et pesant alors de 1,4 à 1,2 (ce dernier acide est ce qu'on appelle l'acide azotique officinal).

L'acide azotique de la pesanteur spécifique de 1,5, mêlé au chlorate de potasse, détruit en peu de temps le tissu cellulaire, et devient ainsi un moyen précieux pour isoler les fibres musculaires (Kühne). Toutefois on peut obtenir le même résultat avec un acide beaucoup plus faible; mais alors il faut plus de temps. Le réactif recommandé par Schultze est fréquemment employé par les botanistes; il exigerait d'autres essais en ce qui concerne les tissus animaux. On doit se rappeler qu'il importe de prendre toujours certaines précautions en faisant usage du mélange d'acide azotique et du chlorate de potasse (il est détonant).

Dans les recherches microscopiques, on profite généralement peu de la propriété possédée par l'acide azotique concentré de colorer en jaune l'albumine.

L'acide azotique fort sert aussi à isoler de petits corps ligamenteux, de petits corpuscules osseux et leurs ramifications, ainsi que les canalicules dentaires. 20 % d'acide azotique ont été recommandés, il y a bien des années, par Reichter et Paulsen comme un moyen de séparer et de reconnaître les éléments des muscles lisses.

Enfin on emploie l'acide azotique étendu (5 à 10 %) pour extraire des cartilages et des os calcinés, une substance connue sous la dénomination de cendres d'os (mélange de sels de chaux et de magnésie). Toutefois l'acide chlorhydrique et mieux encore l'acide chrômique peuvent rendre, dans ce cas, les mêmes services.

Extrêmement dilué (0,1 %), l'acide azotique a été récemment essayé par Kölliker pour rendre les tissus musculaires plus transparents. Il n'offre aucune espèce d'avantage.

Acide chlorhydrique.

L'acide chlorhydrique pur, avec une eau complétement saturée d'acide, et d'une pesanteur spécifique de 1,19, n'a peut-être jamais été employé dans les recherches histologiques, sans être préalablement affaibli. On s'est souvent servi de l'acide chlorhydrique fort pour dissoudre les matières intermédiaires dans les organes pourvus abondamment de tissus cellulaires, ainsi que pour isoler les corpuscules ligamenteux et les tubes qui en partent: comme, par exemple, dans la cornée, les dents et les os. Très-souvent on n'arrive à ce résultat que par une macération de plusieurs jours. On est également parvenu à dissoudre, avec l'acide chlorhydrique, la substance intermédiaire des fibres musculaires (Æby) et des petits conduits excréteurs de l'urine (Henlé). On emploie beaucoup, à cet effet, l'acide chlorhydrique qu'on mêle avec de l'eau jusqu'à ce que le mélange ne laisse plus voir d'évaporation. Cette opération exige au moins quelques heures, et habituellement elle dure de 12 à 24 heures. Un acide plus affaibli produit une action plus lente. Il est nécessaire de laisser ensuite macérer un objet ainsi préparé, au moins 24 heures dans de l'eau distillée. Si l'opération a réussi, on parvient, en prenant des précautions, à isoler toutes les parties à l'aide de l'aiguille dont on se sert habituellement.

L'acide chlorhydrique, étendu d'eau au même degré que l'acide azotique, peut aussi être employé pour l'extraction des cendres d'os. Entièrement affaibli, 0,1 %, il constitue un excellent moyen de macération. Il donne, en outre, de la transparence au tissu cellulaire dont les cellules et les éléments élastiques se montrent sous son influence, avec une netteté parfaite. Enfin, il dissout la substance charnue des fibres musculaires et devient un excellent auxiliaire dans l'investigation de la trame musculaire.

Acide chrômique.

Depuis que Hannover a recommandé, en 1840, à ceux qui se livrent aux investigations microscopiques, l'acide chrômique comme moyen très-efficace pour rendre plus fermes les parties animales, cet acide a acquis une importance de plus en plus grande; mais c'est surtout après qu'on eut renoncé au procédé très-inexact qui consiste à estimer la puissance d'une dissolution par sa couleur, pour lui substituer le moyen bien plus rationnel de déterminer cette force à l'aide d'une balance, que la valeur de cet acide a grandi.

En effet, l'acide chrômique est excellent pour donner de la consistance au cerveau, à la moelle épinière, et à d'autres appareils nerveux de la périphérie. Son usage est fréquemment très-préférable à celui de l'esprit-de-vin, qui, dans ces circonstances, altère si profondément les tissus; tandis que ce même esprit-de-vin exerce une action aussi bonne et même meilleure que celle de l'acide chrômique sur un autre ordre d'organes, tels que des tissus glanduleux, le canal intestinal, etc.

On devrait toujours se servir d'un acide chrômique cristallisé, très-pur, et, autant que possible, exempt d'acide sulfurique. Il faut le conserver dans des vases bien fermés et placés dans un lieu sec; on aura soin, toutes les fois qu'on devra en faire usage, d'en extraire la quantité nécessaire et de la sécher préalablement en la plaçant au-dessus de l'acide sulfurique. Pour ne point perdre de temps, il est bon d'avoir toute prête une grande quantité de forte solution enfermée dans des vases gradués, de manière à pouvoir, vite et à volonté, en obtenir la dilution désirée. Nous dissolvons 2 grammes dans 98 grammes d'eau distillée, ce qui met à notre disposition une solution de 2 %.

Pour durcir, on prend un acide chrômique de 0,5 à 1, et au maximum à 2 %. On ne devrait, en général, jamais employer une concentration plus grande; habituellement on réussit mieux avec des dilutions faibles.

Des objets tout frais exigent communément des solutions faibles, le contraire a lieu quand il s'agit d'objets plus anciens. On obtient de très-beaux résultats, notamment en opérant sur des pièces peu volumineuses, avec une solution faible d'abord (à peu près 0,2 %), remplacée ensuite, au bout de quelques jours, par une solution concentrée (0,5 à 1 %). L'objet peut rester plongé dans cette solution pendant des jours et même des semaines, jusqu'à ce qu'enfin on soit arrivé à la consistance voulue. Ensuite, et à cause de la moisissure qui se forme si facilement dans les solutions d'acide chrômique, il serait bon de conserver l'objet ainsi durci dans de l'esprit-de-vin étendu d'eau.

S'il s'agit de donner de la consistance à une partie volumineuse, nous recommandons d'injecter, avant tout, les vaisseaux sanguins avec la même solution d'acide chrômique où doit ensuite plonger l'organe.

Du reste, il faut, dans toutes les opérations faites avec l'acide chrômique, attacher une grande importance à trouver le degré exact de concentration, et cela est si difficile, que ceux même qui ont le plus d'expérience ne réussissent pas toujours, parce que les altérations déterminées par l'acide sulfurique ont lieu d'une manière très-inégale. Il peut arriver que des organes très-volumineux présentent une surface durcie, tandis que l'intérieur sera dans un état de décomposition putride. Des parties durcies avec excès offrent des resserrements considérables dans les éléments des tissus, et deviennent souvent si sèches, si cassantes, qu'il n'est plus possible d'en couper de petites tranches. Quelquefois l'organe ou une portion d'organe revient à un état meilleur par l'immersion dans de la glycérine. Il est avantageux d'ajouter, dès le principe, un peu de glycérine à l'acide chrômique.

Voilà ce que nous avions à dire des solutions concentrées d'acide chrômique, en ce qui concerne leur propriété de durcir; mais ce réactif possède encore une autre qualité bien plus importante. Considérablement dilué, il devient un agent léger de macération, tout en respectant les contextures les plus délicates, de sorte qu'on parvient, par ce moyen, à rendre visibles des organisations très-subtiles, surtout dans le système nerveux, organisations qui passent complétement inaperçues dans les recherches faites sur des tissus frais. C'est justement en agissant de cette façon que ce réactif exerce une influence fâcheuse dans l'histologie des nerfs des sens, ainsi que le démontre M. Schultze dans son ouvrage.

En général, il faut employer en pareil cas, d'après l'expérience de ce savant si distingué, une concentration qui ne dépasse pas 1 centigramme sur 30 grammes d'eau, ou, autrement dit, des solutions de 0,025 à 0,05 %, à l'aide desquelles on obtient, s'il y a chance de réussite, l'effet désiré au bout de 1 à 3 jours.

Le volume de la partie organique et la quantité de liquide dans lequel on l'immerge ont ici une importance bien plus grande que lorsqu'il s'agit seulement d'obtenir des durcissements. Car si l'objet est petit et le liquide où il est placé abondant, l'action est énergique, prompte, de manière qu'on dépasse facilement le but qu'on s'était proposé. Il est donc convenable de choisir un objet qui ne soit pas trop petit, et de régler judicieusement la quantité des solutions. Les premiers ou les plus petits fragments, placés dans des solutions copieuses se colorent en jaune et deviennent opaques, comme cela a lieu avec des solutions plus fortes; les derniers, au contraire, seront plus pâles et acquerront une demi-transparence.

Nous avons déjà eu l'occasion de parler des importantes observations de Graham sur les substances dites colloïdes et cristalloïdes, observations dont les conséquences pour la théorie du microscope sont du plus grand intérêt. Schultze, le premier parmi ceux qui se livrent en Allemagne à l'histologie, a compris toute la signification du travail de Graham. Il fit remarquer, avec raison, qu'il ne s'agissait pas ici seulement de l'effet produit par l'acide chrômique, mais qu'il fallait aussi considérer que de grands fragments, plongés dans une quantité modérée de solutions, éprouvent en outre l'effet des matières colloïdes du tissu (comme le sang, le mucus, l'albumine), que ces fragments contiennent et qui se mêlent à la solution. Il en résulte alors un liquide composé de matières colloïdes et de matières cristalloïdes, tandis qu'un tout petit fragment de tissu placé dans une grande quantité d'acide chrômique ne subit, pour ainsi dire, que l'action de la matière cristalloïde.

La théorie du microscope est de nos jours encore dans sa jeunesse, pour ne pas dire à l'état d'enfance. Des combinaisons de ce genre joueront, je n'en doute pas, un rôle important à une époque de plus grande maturité. Schultze nous a fait connaître ses essais et le résultat de ses propres expériences sur ces combinaisons; il pense qu'une solution aqueuse de gomme arabique peut être considérée comme une matière colloïde très-convenable. Puisse-t-il sur ce sujet nous communiquer bientôt des détails plus précis.

Le bichrômate de potasse produit des effets semblables, mais d'une manière beaucoup plus lente; il en sera question plus loin.

Enfin, on s'est servi avec un très-grand avantage de l'acide chrômique pour extraire les matières calcaires des os et des cartilages ossifiés. On peut en recommander l'emploi dans les recherches à faire sur les tissus embryonnaires. En général, on est obligé de changer souvent les solutions et de leur donner plus de force. Il est bon d'y ajouter un peu de glycérine. Une petite addition d'acide chlorhydrique en rendra l'effet plus efficace sans que les textures délicates aient à en souffrir. Du reste, on parvient à extraire les substances calcaires avec l'acide pyroligneux. (Voyez ci-dessous.)

Acide oxalique.

Jusqu'à présent on ne s'est servi que fort peu (si même on s'en est servi) de l'acide oxalique dans les recherches histologiques. Récemment M. Schultze a entrepris une série d'expériences qui assignent à cet acide un rang important parmi les réactifs usités dans les observations microscopiques.

Une solution saturée et froide d'acide oxalique (il faut

quinze parties d'eau pour opérer la solution d'une partie d'acide hydraté pur cristallisé) fait gonfler le tissu cellulaire et le rend transparent, tandis que les corps à base albumineuse conservent des contours bien prononcés, acquièrent un peu de consistance et se laissent facilement isoler.

Des parties élémentaires du corps, d'une extrême délicatesse, tels que les bâtonnets de la rétine et les cellules olfactives se conservent très-bien dans cette solution. Le temps à employer pour obtenir le résultat désiré est ici relativement peu important; on est libre de commencer ses recherches au bout de quelques heures, ou d'attendre plusieurs jours.

D'après les expériences de M. Schultze, une solution d'acide oxalique dans l'esprit-de-vin agit plus efficacement qu'une solution aqueuse, et paraît offrir, dans beaucoup de circonstances, des avantages tout particuliers.

Acide acétique.

Toutes les fois qu'il s'agit d'appréciations exactes, on ne devrait se servir que de l'acide acétique hydraté, de l'acide acétique d'une entière pureté, de l'*acidum aceticum glaciale* (attendu que la pesanteur spécifique, si fort prisée, ne donne pour cet acide aucun résultat certain sur la quantité d'eau qu'il contient), et le mêler avec de l'eau par gouttes ou en plus grande quantité.

L'acide acétique, dont les effets sont si prompts, est un des réactifs les plus anciens et les plus employés dans les recherches sur les tissus animaux. Ce qui a plus particulièrement contribué à étendre l'usage de cet acide, c'est sa propriété de faire apercevoir les noyaux dans l'intérieur des cellules, ou bien encore de les montrer isolés après avoir opéré la destruction de l'enveloppe et du corps de la cellule; c'est enfin sa faculté de donner au tissu cellulaire une transparence vitrée et de mettre à découvert ses cellules, les fibres, les vaisseaux, les nerfs, etc.

Beaucoup plus tard seulement on a employé, pour obtenir des effets prolongés sur des tissus animaux, des quantités déterminées de solutions d'acide acétique, ainsi que des combinaisons de cet acide avec d'autres liquides, et notamment avec l'alcool. Un petit nombre de gouttes de cet acide par 30 grammes d'eau suffisent pour déterminer, au bout de quelques jours, un grand éclaircissement dans le tissu cellulaire, de sorte qu'on peut, par exemple, très-bien voir les ganglions intestinaux placés sous la muqueuse, puis ces admirables réseaux ganglionnaires, récemment découverts par Auerbach, qui se trouvent dans les couches musculaires, ainsi que des cellules musculeuses qui existent dans la muqueuse, dans les vaisseaux, etc. Pour bien reconnaître des fibres musculaires grêles, Moleschott a employé, pendant quelques minutes, l'acide acétique dans les proportions de 1 ou de 1 $^1/_2$ %. L'acide acétique fort, pesant 1,070 spécifiquement, est mêlé avec l'eau dans les proportions suivantes : eau, 99, ou 98 $^1/_2$; acide 1 à 1 $^1/_2$.

Dans ces derniers temps, Kölliker s'est servi de l'acide acétique extrêmement dilué pour éclaircir un muscle de grenouille et dans le but d'étudier la terminaison des nerfs; ce réactif a produit des effets remarquables. Il recommande de prendre 8, 12 ou 16 gouttes d'acide acétique concentré, d'une pesanteur spécifique de 1,045, pour 100 centimètres cubes d'eau. Je l'ai remplacé par 1 à 2 gouttes d'acide acétique hydraté dans 50 centimètres cubes d'eau.

L'acide acétique fortement dilué sera encore avantageusement employé pour ramollir de petites parcelles détachées d'objets séchés à l'air, ainsi que pour enlever la couleur rouge du carmin et la fixer aux noyaux, ce dont il sera encore question plus loin.

Une certaine difficulté surgit dans l'emploi de l'acide acétique, lorsqu'il s'agit de faire des recherches sur des tissus délicats; l'objet à examiner doit être retiré à un moment bien déterminé, car si on le retire trop tôt, le gonflement et l'éclaircissement ne seront pas assez prononcés; et si on l'examine trop tard, on trouvera dans les tissus des altérations plus ou moins fortes, produites par l'acide.

Beale a recommandé de mêler de la glycérine aux solutions d'acide acétique.

Vinaigre.

L'usage du vinaigre ordinaire de cuisine n'offre aucune espèce d'avantage. On a vu, au bout de 6, 8 ou 12 heures, du tissu cellulaire, placé dans du vinaigre, acquérir une transparence vitrée. Si le tissu est par trop ramolli pour y pratiquer des coupes, une solution d'acide chrômique rétablit souvent la consistance désirée. On obtient aussi, et très-souvent, de bons effets d'une cuisson préalable dans du vinaigre, quand il s'agit de parties animales très-desséchées.

Acide pyroligneux.

On s'est servi, dans bien des circonstances, de l'acide pyroligneux (qui ne devrait jamais être employé qu'à l'état de pureté parfaite, comme l'*acidum pyrolignosum rectificatum*), afin de rendre transparents des tissus à forme cellulaire. C'est même avec une sorte de prédilection qu'on en a fait usage pour les tissus pathologiques. Il produit un effet analogue, mais non tout à fait semblable à celui de l'acide acétique affaibli, attendu qu'on peut l'utiliser non-seulement pour les macérations, mais encore pour durcir les objets (grâce à l'addition de produits dus à la distillation du bois faite à sec). Dans les macérations, l'acide pyroligneux sera toujours affaibli si l'on veut éviter les altérations de textures des parties du tissu cellulaire qui vont être mises à nu.

Un acide pyroligneux, mêlé, selon les circonstances, avec partie égale, double, triple, et même quadruple d'eau, est un excellent moyen auxiliaire dans les recherches à faire sur certains tissus; par exemple, pour étudier les cellules de la cornée et toutes ses parties, la direction des nerfs dans le tissu cellulaire sous-muqueux, etc.; et, en général, les parties siégeant dans les tissus cellulaires, tels que des éléments glanduleux, des vaisseaux, des produits pathologiques récents, etc. Les effets désirés se montrent, en général, au bout de quelques jours; mais il est vrai de dire que souvent, par suite d'une macération trop active, ils disparaissent. Il y a, abstraction faite de l'odeur et du dommage que subissent les lames des instruments tranchants, quelque chose de désagréable à faire usage de ce réactif. Au reste, les objets préparés dans l'acide pyroligneux ne se conservent pas bien lorsqu'on les place tout humides dans de la glycérine. C'est pourquoi nous avons renoncé, dans une foule de recherches, à cette solution. Cet acide est également propre à extraire les cendres d'os, de cartilages calcaires, de tissus osseux sains ou pathologiques.

Iode.

Pour colorer des cellules animales, on peut se servir d'une solution d'iode composée à peu près de 1 partie (si l'on y ajoute encore 3 parties d'iodure de potassium, cela n'en vaudra que mieux) sur 500 parties d'eau. Cependant nous possédons des moyens de coloration meilleurs et plus récents. Le micrographe trouve dans une solution d'iode le moyen de constater la présence de l'amidon; combinée avec de l'acide sulfurique, cette même solution sert à faire reconnaître les matières amyloïdes et la cellulose.

Il est bon de laisser d'abord à une solution d'iode, pas trop étendue d'eau, le temps d'exercer énergiquement son action, et puis d'y ajouter une goutte d'acide sulfurique concentré.

Nous avons déjà fait observer que l'iode constitue, dans un mélange nouvellement découvert par Schultze, ce qu'on est convenu d'appeler l'iodserum.

Parmi les **alcalis**, les solutions de potasse, de soude et d'ammoniaque ont été fréquemment mises en usage. Elles sont, dans les recherches sur des parties animales, d'une valeur inestimable, surtout les deux premières. L'inconvénient qu'il importe de signaler, des substances alcalines employées comme moyen de macération, c'est de rendre les substances soumises à leur influence presque impossibles à conserver.

Potasse caustique.

On se sert de la potasse caustique liquéfiée, *potassium causticum in baculis*. Comme elle absorbe avec avidité l'eau contenue dans l'air et l'acide carbonique, il faut la conserver, ainsi que la solution, dans des flacons parfaitement bien fermés.

Le *potassium causticum in baculis* qu'on trouve dans le commerce contient, du reste, en outre de l'acide carbonique, une quantité d'eau assez notable et qui n'est pas toujours la même; aussi y a-t-il désavantage à l'employer.

Une forte solution de potasse ramollit les substances de beaucoup d'éléments constitutifs et les rend ainsi très-susceptibles d'être facilement imbibées d'eau. Cette eau pénètre ensuite les parties profondes, de sorte que les cellules se distendent, crèvent, etc.

On a expérimenté de bien des manières, dans l'étude des tissus, les propriétés dissolvantes et destructives des solutions alcalines. Leur mode d'action diffère beaucoup selon la force qu'on leur donne, circonstance sur laquelle Donders a déjà, depuis longtemps, attiré l'attention des savants. Une solution saturée, ou au moins de très-fortes solutions alcalines, ramollissent un grand nombre d'éléments constitutifs sans les dissoudre et, en général, sans les endommager, tandis que cela a lieu, plus ou moins et très-promptement, avec des solutions affaiblies; les solutions fortes dissolvent souvent les substances intermédiaires, espèce de mastic qui unit les cellules entre elles; elles constituent ainsi un moyen auxiliaire important, et dans beaucoup de circonstances, leur action ne saurait être trop appréciée. Moleschott, entre autres, mérite d'être cité pour avoir signalé comme d'excellents réactifs des solutions de potasse de 30 jusqu'à 35 %. Il prend, pour obtenir une solution de potasse de 32,5 %, 32,5 parties en poids de *potassium causticum in baculis* qu'il fait dissoudre dans 67,5 parties en poids d'eau distillée. Mais, attendu la quantité d'eau fort variable et la présence d'un peu d'acide carbonique existant dans la potasse, cette règle ne saurait être bien précise. Moleschott nous avertit que le *potassium causticum in baculis* dont il s'est servi renfermait 79 % de potasse hydratée et 1,06 % d'acide carbonique. Une immersion de $^1/_4$ à $^1/_2$ heure et plus constitue une méthode fort bonne pour isoler des éléments de muscles et de nerfs les petits canaux ou conduits qui se trouvent dans les glandes, et même pour mettre à nu les cellules olfactives, les plus grêles et les plus délicates de toutes les cellules. Schultze, ainsi que d'autres savants qui s'occupent d'histologie, fait également usage des solutions de potasse; il s'est servi, pour l'étude de la formation si délicate des cellules dont il vient d'être question, de solutions s'élevant à 28, 30, 32, 35 et 40 %. Dans d'autres circonstances, il est nécessaire d'employer des solutions plus faibles, comme nous le verrons pour certains tissus particuliers. Il est naturel, dans les recherches histologiques, d'employer la solution de potasse seule, et d'éviter avec grand soin tout usage de l'eau, car, sans ces précautions, on verrait promptement se manifester l'effet dissolvant propre aux solutions alcalines diluées.

Soude caustique.

On se sert, pour les solutions, de la masse blanche et fondue. On a fait beaucoup d'expériences sur l'effet des solutions de soude, et l'on a reconnu que, à l'état de concentration, elles n'avaient aucun avantage sur celles de potasse. Généralement, les solutions de soude caustique doivent être très-faibles et ne renfermer que les $^2/_3$ à peu près de la quantité employée quand il s'agit de potasse caustique.

Ammoniaque liquide.

L'action de l'ammoniaque sur les tissus animaux est analogue à celle de la potasse et de la soude. L'ammoniaque est très-utile lorsqu'il s'agit de neutraliser un acide appliqué d'abord sur un tissu ; c'est également un excellent moyen pour dissoudre le carmin.

Eau de chaux.

Dans ces derniers temps, Rollet nous a fait connaître l'eau de chaux comme auxiliaire important pour l'étude des parties formées de tissu cellulaire, et, notamment, pour l'examen des tendons. Au bout de six à huit jours d'immersion, une parcelle de tissu cellulaire se laissera diviser par l'aiguille et montrera toutes les fibrilles. Voilà donc encore une des substances animales servant à la cohésion des tissus, qui est dissoute par l'eau de chaux.

Eau de baryte.

On obtient, au bout de 4 à 6 heures, en traitant avec l'eau de baryte les tissus ligamenteux, des effets qui ne se manifestent avec l'eau de chaux qu'après plusieurs jours d'immersion.

Sels.

Chlorure de sodium.

Autrefois, on considérait généralement les faibles solutions de sel de cuisine comme n'ayant aucune action sur les objets qu'on y plaçait. D'après les observations de Graham, il faudrait toujours ajouter à ces solutions une matière colloïde (du blanc d'œuf ou de la gomme arabique). Le chlorure de sodium trouve encore sa place, lorsqu'il s'agit de tissus imprégnés de solutions d'azotate d'argent, ce dont il sera question plus loin. Le chlorure de sodium entre aussi comme partie intégrante dans divers liquides destinés à conserver des tissus.

Chlorure de chaux.

On a recommandé, comme liquides additionnels utiles dans les recherches microscopiques, le chlorure de chaux (1 partie de chlorure de chaux, à l'état sec, sur 2 à 3 parties d'eau), à cause de sa propriété bien connue d'absorber l'eau. Il a de plus été signalé comme très-propre à rendre distinctes de petites parties de la moelle épinière, etc.;

mais ici son action est peu sensible. Le chlorure de chaux agit d'une manière toute particulière sur les muscles.

Chlorate de potasse.

Le chlorate de potasse, indiqué comme réactif par Schultze, n'est employé qu'en combinaison avec l'acide azotique. (Voyez *Acide azotique.*) On s'est servi de ce mélange à divers degrés de concentration dans les recherches faites sur les tissus animaux, et on a obtenu tout naturellement les résultats désirés après des espaces de temps plus ou moins longs.

Phosphate de soude.

On a fait usage à différentes reprises, dans les recherches microscopiques, des solutions de phosphate de soude, de 5 à 10 %. D'après mes propres expériences, on n'y a trouvé jusqu'à présent aucun avantage.

Bichromate de potàsse.

Le bichromate de potasse doit être, autant que possible, pur et cristallisé.

L'effet de ce sel, qu'on peut très-utilement combiner avec la glycérine, est analogue à celui qu'on obtient avec l'acide chrômique; mais il se produit plus faiblement et plus lentement. Dans beaucoup de cas, quand il s'agit de donner de la consistance, le bichromate de potasse est d'un usage excellent; il est probablement plus efficace que l'acide libre et altéré; mais, d'un autre côté, il coagule le blanc d'œuf moins bien que ce dernier. Les solutions du bichromate de potasse ont, en outre, l'avantage d'engendrer difficilement ces moisissures, si fréquentes malheureusement dans les solutions d'acide chrômique.

L'effet obtenu avec une partie d'acide chrômique exige plusieurs parties de chromate de potasse. C'est ainsi qu'on est obligé de dissoudre de 1 à 4 centigrammes de chromate de potasse dans 30 grammes d'eau, pour arriver aux résultats que donne l'acide chrômique à la dose de $^1/_8$ à $^1/_4$ de centigramme par 30 grammes d'eau. Toutefois, une concentration exacte de solution de chromate de potasse est beaucoup moins importante que celle de l'acide chrômique, lorsqu'il s'agit de recherches très-délicates.

H. Müller a signalé les avantages d'un mélange de bichromate de potasse avec du sulfate de soude pour donner de la consistance à la rétine. Il est nécessaire de prolonger l'immersion au moins pendant quinze jours.

Bichromate de potasse	2 à 2 $^1/_2$	grammes.
Sulfate de soude	1	—
Eau distillée.	100	—

Ce mélange (solution de Müller pour les yeux) produit, du reste, d'excellents effets sur d'autres parties, telles que les muqueuses, les glandes, et conserve également très-bien des embryons. On peut aussi le renouveler si on le juge nécessaire.

Chlorure de fer.

Führer et Billroth ont employé autrefois ce sel ferrugineux pour durcir la rate. Ils recommandaient d'affaiblir la liqueur rouge brun de chlorure de fer jusqu'à ce que la solution prît l'apparence du vin de Madère ou de Malaga. Les objets ainsi traités deviennent propres à être examinés après une immersion de 1 à 2 heures. Nous nous servons maintenant de moyens bien plus efficaces pour obtenir des durcissements.

Chlorure de mercure.

Les effets chimiques du deutochlorure de mercure sont connus. Une immersion de plusieurs jours dans cette solution sera très-convenable pour durcir et isoler le cylindre-axe. Du reste, ce réactif a été peu employé; mais, par contre, il entre comme partie intégrante dans plusieurs mélanges très-bons conservateurs des tissus.

Azotate d'argent.

Dans les derniers temps l'azotate d'argent a été fréquemment mis en usage, surtout par His et Recklinghausen (voir plus loin), pour obtenir des colorations particulières.

Alcool.

L'alcool est d'une valeur inestimable dans les recherches histologiques; c'est le liquide le plus ordinairement employé pour conserver des parties animales. Il y a quelques années, lorsqu'on eut trouvé dans la glycérine le moyen incomparable de rendre transparentes les parties animales durcies et opaques, l'alcool fut placé au premier rang des réactifs, car l'acide chrômique ne saurait lui être préféré que dans certains cas. On emploie plusieurs sortes d'alcool : pour une première immersion, on prend un alcool faible, qu'on remplace au bout de quelques jours par un alcool plus fort. Peut-être même sera-t-il nécessaire de recourir à un alcool beaucoup plus concentré. Je ne connais pas de meilleur réactif pour donner de la consistance aux organes glandulaires, au canal intestinal et aux parties animales qu'on veut injecter et pouvoir trancher. Des séries entières de recherches ont été faites récemment sur des parties presque exclusivement préparées à l'esprit-de-vin. Les objets à conserver, étant placés, avec l'alcool, dans des vases bien fermés, ne se détériorent pas, avantage immense que ne possède pas l'acide chrômique, sujet à se couvrir promptement de moisissures. Mais l'esprit-de-vin ne saurait entrer en comparaison avec l'acide chrômique, lorsqu'il s'agit d'analyser les moindres détails d'un grand nombre de textures très-déliées; il en est de même en ce qui concerne les centres du système nerveux et des organes des sens.

L'alcool peut encore servir à d'autres usages. On l'applique d'abord sur des objets microscopiques dont on se propose d'enlever l'eau, sans porter atteinte à la délicatesse de leur tissu, afin de pouvoir les placer plus tard dans du baume de Canada ou dans d'autres substances résineuses analogues. On dépose, dans ce cas, ces minces fragments, pendant 1 à 2 jours, dans de l'alcool à 90°, et, ensuite, pendant 24 heures, dans de l'alcool tout à fait concentré. En les retirant de ce dernier liquide, on les plonge pendant quelques heures dans de l'alcool méthylique, pur et concentré, et on les transporte après dans de la térébenthine, ainsi que nous le dirons bientôt.

L'alcool, comme on le verra plus loin, constitue une partie intégrante des préparations froides à injections de Beale.

Enfin, il entre dans différents mélanges qui ont été vantés dans ces derniers temps, et que nous allons décrire.

Mélanges d'après L. Clarke et Beale.

Ils servent à durcir et à rendre plus transparentes des parties délicates. L'efficacité de ce procédé réside dans l'emploi de deux substances, dont l'une a la propriété de donner de la consistance aux parties albumineuses des tissus, tandis que l'autre possède celle de leur procurer de la transparence. Beale, qui s'est beaucoup occupé de ces solutions (*the Microscope*, p. 52), fait observer qu'on est obligé de les modifier selon les besoins; et qu'en ajoutant de la glycérine au mélange, on peut communiquer à celui-ci, suivant les circonstances, une plus grande puissance de réfraction.

Il signale, en général, comme très-avantageux, l'alcool, la glycérine, l'acide acétique, l'acide azotique, l'acide chlorhydrique, la potasse et la soude. Les deux derniers acides, ainsi que l'alcool, coagulent l'albumine, l'acide acétique, la potasse et la soude lui donnent de la transparence; l'alcool dissout la graisse. Si l'on combine quelques-unes de ces substances dans une solution, on obtient les résultats ci-dessus mentionnés.

a) *Alcool et acide acétique.*

L. Clarke s'est servi, dans ses expériences, d'un mélange d'acide acétique et d'alcool. Nous avons pu nous convaincre, par nous-même, qu'il produit déjà, au bout de quelques heures, une transparence remarquable dans de petites coupes de la moelle épinière, et fait mieux voir une foule de détails que d'autres moyens employés chez nous. Lenhossek paraît avoir suivi la même voie dans ses travaux sur la moelle épinière.

La prescription de Clarke consiste à mêler trois parties d'alcool à une partie d'acide acétique. Bien entendu, les proportions de ce mélange peuvent être modifiées selon les besoins.

b) *Mélange de Moleschott avec l'acide acétique et l'alcool.*

Moleschott propose la modification suivante au mélange de Clarke :

1 partie d'acide acétique fort, ayant une pesanteur spécifique de 1,070;
1 partie d'alcool, d'une pesanteur spécifique de 0,815;
2 parties d'eau distillée.

c) *Alcool, acide acétique et acide azotique.*

Beale recommande d'ajouter un peu d'acide azotique au mélange d'alcool et d'acide acétique, quand on fait des recherches sur des parties épithéliales. On doit également ici varier le mélange selon les besoins.

Voici une formule donnée par l'auteur lui-même :

Eau	30	grammes.
Glycérine	30	—
Alcool.	60	—
Acide acétique	6	—
Acide azotique	3	—

d) *Alcool et soude.*

Dans un grand nombre de recherches, Beale a obtenu des effets remarquables avec un mélange d'alcool et de soude. Il ajoutait de 8 à 10 gouttes d'une solution de soude caustique à 30 grammes d'esprit-de-vin. Beaucoup de tissus acquièrent peu à peu, dans ce mélange, un durcissement considérable et de la transparence. L'expérience prouve que ce réactif convient plus particulièrement dans les expériences faites avec l'intention de reconnaître la nature des dépôts calcaires de productions pathologiques, ainsi que celle des ossifications embryonnaires. Sous l'influence de ce mélange, les tissus les plus délicats et les plus variés deviennent transparents, sans qu'il se manifeste le moindre changement dans les incrustations calcaires. On parvient ainsi à apercevoir, avec beaucoup de facilité, les moindres points d'ossification. Un embryon, par exemple, qui a séjourné, pendant quelques jours, dans un mélange de ce genre, et que l'on conserve ensuite dans de l'esprit-de-vin, offre un très-bel aspect. Ce liquide est également fort utile pour l'étude des tissus les plus déliés d'un organe. Beale s'en est servi avec le plus grand succès dans les recherches qu'il a faites sur le foie.

Alcool méthylique.

En Angleterre, où les droits sur les eaux-de-vie sont très-élevés, l'usage de l'alcool devient onéreux. C'est pourquoi on se sert volontiers de l'alcool méthylique (*pyro-acetic-spirit*). Nous ne l'employons pas sur le continent. L'alcool méthylique est une partie intégrante des mélanges froids à injections de Beale (voy. ci-après); on en fait aussi usage pour les préparations microscopiques qu'on enferme dans du baume de Canada. On dépose de petites coupes dont on a extrait l'eau à l'aide d'alcool très-concentré, pendant un court espace de temps dans de l'alcool méthylique fort et pur. Puis on les retire pour les placer dans de l'essence de térébenthine au moment où elles commencent à sécher. L'essence de térébenthine pénètre les coupes qu'on vient d'extraire de l'alcool méthylique. Nous avons reconnu, par notre propre expérience, que ces coupes ont plus de finesse que celles placées directement dans l'essence de térébenthine en sortant d'un alcool concentré. Toutefois, on peut ici très-bien se passer de l'alcool méthylique.

Chloroforme.

Le chloroforme a été fort peu employé dans les recherches histologiques; c'est cependant le meilleur moyen pour dissoudre et liquéfier le baume de Canada, qui joue un rôle si important dans l'usage du microscope.

Éther.

On se sert de l'éther dans les expériences microscopiques pour dissoudre la graisse. Il dissout également le baume de Canada.

Collodion.

Le collodion n'a été employé, jusqu'à présent, qu'à la recherche de l'axe cylindrique des fibrilles des nerfs. D'après les données de Pflüger et d'après nos propres observations, le collodion produit son action immédiatement.

Nous avons été obligé, dans tout ce qui a été dit précédemment, de nous en tenir aux méthodes mises en usage jusqu'ici, lorsqu'on a recours aux réactifs dans les expériences microscopiques.

Un procédé beaucoup plus sûr et d'une application plus facile pour connaître la force d'une solution, et pour en déterminer la quantité exacte, c'est celui des liqueurs titrées. Comme cette manière d'agir devra nécessairement faire abandonner les anciens errements, il nous paraît opportun de dire, en passant, quelques mots de l'appareil usité en pareil cas. Pour plus de détails, nous renverrons à l'ouvrage bien connu de Mohr (*Traité d'analyse chimique par les liqueurs titrées*. Brunswick, 1855-1856, 2 vol.).

Afin d'arriver à connaître la quantité d'acide et de base contenus dans ce genre de solutions, il est nécessaire de se procurer les instruments suivants :

L'appareil (fig. 53), dont on ne saurait se passer dans ces recherches, consiste en : *a*) deux burettes de Mohr (1), de la contenance de 60 centimètres cubes, divisées en cinquièmes de centimètre cube; *b*) une pipette (2), qui permet un écoulement de 10 à 15 centimètres cubes, divisée en dixièmes de centimètre cube; et, enfin *c*) un cylindre à mesurer (3), de la contenance de cent ou de cent et quelques centimètres cubes. Les divisions de ce cylindre sont indiquées en centimètres de 5 en 5 ou de 10 en 10; ce cylindre doit pouvoir contenir toute la quantité du liquide, sans qu'il s'en échappe la moindre portion, tandis que les burettes et la pipette sont divisées de telle sorte qu'elles ne peuvent marquer que le nombre de centimètres cubes qu'elles laissent écouler ou sortir goutte par goutte. (Ces burettes, ces pipettes et ces cylindres à mesurer, sont aujourd'hui généralement répandus dans le commerce.)

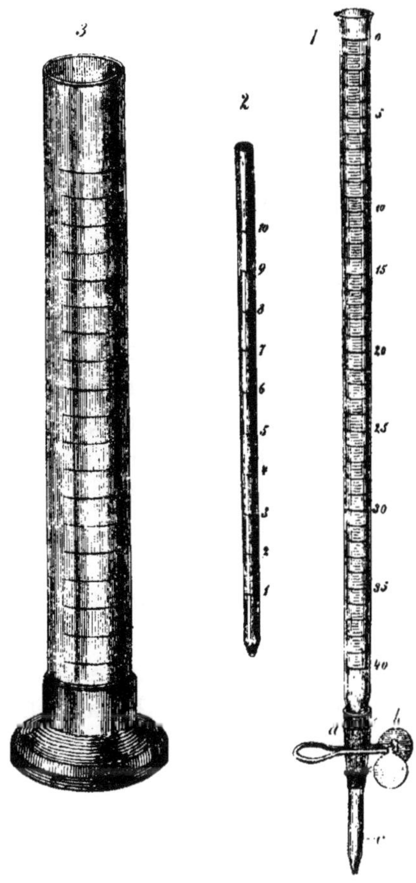

Fig. 53. Appareil à graduer. 1. Burette de Mohr, avec un robinet à pression (*a*), qu'on ouvre en pressant ensemble les deux boutons métalliques (*b*), et qui permet ainsi au liquide de s'écouler du tuyau. 2. Pipette. 3. Éprouvette à mesurer.

Il est aisé de comprendre l'usage de la pipette. Quant aux burettes, on les remplit jusqu'au point O des divisions avec le réactif (acide ou base); puis, à l'aide d'une douce pression sur le robinet, on permet au liquide de s'écouler par un jet continu ou par gouttes, suivant les besoins.

En ce qui concerne les liquides servant d'épreuve, on en emploie, lorsqu'il s'agit des réactifs ordinaires (acides et bases), des solutions acides ou alcalines normales. On entend par là des solutions renfermant sur 1,000 centimètres cubes de liquide un nombre de grammes déterminé du réactif qu'on veut employer.

1° *Solution normale d'acide oxalique.* On prend, pour faire cette solution, 6,4 grammes d'acide oxalique pur, cristallisé et nullement altéré par l'air, dissous dans de l'eau. Cette première solution est ensuite diluée dans 100 centimètres cubes de liquide. (On en mesure toujours le volume à la température existant au moment de l'expérience, c'est-à-dire entre 14 et 16 degrés Réaumur.)

On se sert rarement, sans mélange, de cette solution d'acide oxalique normale pure, destinée surtout à préparer d'autres solutions acides ou alcalines normales. Il faut, en conséquence, mettre le plus grand soin et la plus grande exactitude dans la préparation de cette première solution, qui en même temps est aussi la plus importante.

Un centimètre cube de cette solution d'acide oxalique contient, comme nous le savons déjà, 0gr,064 d'acide oxalique. Pour obtenir la saturation, il faut naturellement les quantités de bases équivalentes et analogues, ainsi :

	Gr.	
a) Soude	0,031	NaO
b) Potasse.	0,0472	KO
c) Ammoniaque . . .	0,017	NH^3
d) Chaux	0,028	CaO
e) Baryte	0,0756	BaO

2° *Solution normale de potasse.* On prend une solution de potasse fraîchement préparée et exempte d'acide carbonique ; on en met 5 centimètres cubes dans la pipette, et l'on colore légèrement en bleu par l'addition de quelques gouttes de teinture de laque; puis on y laisse couler de la burette de l'acide oxalique, en ayant soin d'agiter jusqu'à ce qu'une coloration rouge ait remplacé la première. En admettant que nous ayons employé dans cette opération 8 centimètres cubes d'acide oxalique, nous ajouterons à notre solution de potasse 3 centimètres cubes d'eau par 5 centimètres cubes. Nous avons ainsi une solution normale de potasse; 1 centimètre cube de celle-ci suffira juste pour saturer 1 centimètre cube d'acide oxalique; cet acide contiendra donc la quantité de potasse indiquée plus haut, c'est-à-dire 0gr,0172.

Il est clair qu'à l'aide de cette solution de potasse on parvient à déterminer la quantité d'acide contenue dans un liquide quelconque. En neutralisant 1 centimètre cube de notre solution normale de potasse, on démontrera la présence de :

			Gr.	
a) Acide	sulfurique	=	0,04	SO^3
b) —	azotique	=	0,054	NO^5
c) —	chlorhydrique	=	0,0365	HCl
d) —	acétique	=	0,06	$C_4H_4O_4$

Nous nous bornons à citer ici ces acides qui sont les plus importants pour les recherches à faire.

3° Comme l'acide oxalique pur est un des réactifs les plus coûteux, il est inutile d'en faire usage pour déterminer la quantité de matières alcalines existant dans un liquide. On se sert généralement de l'acide sulfurique. Rien n'est plus facile que la préparation de la solution normale d'acide sulfurique. On prend une quantité déterminée d'acide sulfurique affaibli qu'on place dans une burette. On en laisse ensuite s'écouler dans une solution normale de potasse jusqu'à ce que les quelques gouttes de teinture de laque qu'on y a ajoutées, changent leur couleur bleue en rouge. Ce mélange est ensuite additionné d'eau, comme cela a été dit ci-dessus à l'occasion de la potasse, jusqu'à ce qu'un nombre égal de centimètres cubes de solution acide et de solution de potasse se neutralisent. D'après cela, cette solution contient, par centimètre cube, $0^{gr},04$ (SO^3) d'acide sulfurique normal, et, pour le neutraliser, il faut très-exactement la quantité de bases qui ont été indiquées ci-dessus pour l'acide oxalique.

Nous mentionnons enfin deux autres solutions comme moyens d'essai, ce sont : 1° la solution normale d'azotate d'argent usitée pour la détermination du sel de cuisine. Un centimètre cube de la solution normale au $^1/_{10}$ contient 0,018 Ag ou 0,0170 $AgONO^5$. Il correspond à 0,00585 NaCl; 2° la solution normale du sel de cuisine employée pour déterminer l'azotate d'argent. 1 centimètre cube de cette solution normale au $^1/_{10}$ contient 0,00585 NaCl et correspond en conséquence à 0,0170 $AgONO^5$. Dans les deux cas, il se forme un précipité de chlorure d'argent qui se réunit en masse quand on l'agite fortement, et l'opération peut être considérée comme finie lorsqu'une goutte de la solution à épreuve n'est plus suivie d'un nouveau précipité. Pour arriver à une appréciation certaine, on peut ajouter à la solution du sel de cuisine quelques gouttes de chromate de potasse, lorsqu'il s'agit de la première des deux déterminations qui viennent d'être mentionnées; ainsi le précipité complet du chlorure d'argent sera indiqué par la couleur rouge due à la formation du chromate d'argent.

Quelques exemples contribueront à en faire mieux comprendre l'application.

1° Nous avons 10 centimètres cubes d'une solution de soude exigeant pour leur neutralisation 22,2 centimètres cubes d'acide sulfurique normal. Or, 1 centimètre cube d'acide sulfurique normal correspond à 0,031 NaO. En multipliant par 22,2, on trouvera que la soude contenue dans le liquide dosé est de 0,6882 dans 10 centimètres cubes, en conséquence de 6,882 % (la pesanteur spécifique n'est point prise en considération).

2° Une solution d'ammoniaque exige, pour 10 centimètres cubes, 12,6 centimètres d'acide sulfurique normal. Un centimètre cube d'acide sulfurique normal correspond à 0,017 NH^3. La présence de l'ammoniaque y est donc de 2,142 %.

3° 5 centimètres cubes d'acide acétique demandent 41,7 centimètres de solution normale de potasse; 10 centimètres veulent, en conséquence, la quantité double de la solution de potasse, soit 83,4. 0,66 d'acide acétique correspondent à 1 centimètre de solution normale de potasse. La quantité d'acide acétique contenue dans le liquide mesuré est donc de 50,04 %.

4° 10 centimètres cubes d'une solution de sel de cuisine demandent, par exemple, 12 centimètres cubes de la solution normale d'argent à $^1/_{10}$. Comme 1 centimètre cube de solution d'argent à $^1/_{10}$ correspond à 0,00585 NaCl, la solution de sel en contient donc NaCl 0,702 %.

5° 10 centimètres cubes d'une solution d'azotate d'argent exigent 15,5 centimètres cubes de la solution normale de sel de cuisine à $^1/_{10}$. Elle correspond à 1 centimètre cube de solution de sel de cuisine à $^1/_{10}$, 0,017 $AgONO^5$, et le contenu de la solution d'argent est de 2,635 % $AgONO^5$.

6° Supposons que nous voulions nous représenter un 40 % de la solution diluée d'acide acétique, mentionnée au n° 3; la proportion 40 : 100 :: 50,04 : x, nous apprend que nous aurons à diluer les 100 centimètres cubes d'acide acétique déterminés par la méthode jusqu'à 125,1 centimètres cubes.

7° Supposons encore que nous nous proposions de préparer une solution de soude de 20 %, et que, d'un autre côté, une solution du même genre dosée par nous ait indiqué 37,5 % NaO; le calcul nous apprendra que 100 centimètres cubes de cette dernière solution doivent être étendus d'eau jusqu'à 187,5 centimètres cubes.

8° Nous désirons posséder une solution de 1 % d'azotate d'argent. Le liquide n° 5 contenant 2,635 % de pierre infernale, nous sert à obtenir ce résultat. Cette solution demande à être étendue d'eau jusqu'à 263,5 centimètres cubes.

CHAPITRE VIII.

Méthode de coloration ; manière d'imprégner les préparations avec l'argent ; dessiccation.

Des parties animales fort délicates, ainsi que certains enchevêtrements de tissus, deviennent souvent très-reconnaissables lorsqu'on les imbibe de substances colorantes. Parmi les éléments des tissus il en est qui sont réfractaires à toute teinture, d'où résultent des distinctions très-importantes à établir. C'est pourquoi les colorations sont d'un grand secours dans les recherches histologiques, et la science est très-redevable au professeur Gerlach, qui a découvert la teinture de carmin.

1. Teinture de carmin de Gerlach.

Dans un petit traité publié en 1858 (*Études microscopiques faites dans le domaine de la morphologie humaine;* Erlangen), Gerlach parla pour la première fois de ce procédé. En faisant des injections à l'aide du carmin, il avait déjà précédemment remarqué avec quelle avidité les cellules à noyaux des vaisseaux sanguins s'emparaient de l'acétate d'ammoniaque carminé, agissant en cela d'une tout autre manière que les cellules et la substance intercellulaire. Les cellules s'approprient bien, à la vérité, des matières colorantes, mais beaucoup plus lentement, plus difficilement, et constamment aussi en moindre quantité que les formations nucléaires. Les matières intercellulaires sont presque indifférentes à l'action des couleurs. Gerlach fit ses premiers essais sur le cerveau et sur la moelle épinière. De petites coupes très-minces de ces organes, préalablement durcies dans une solution de chromate de potasse, furent placées de 10 à 15 minutes dans une solution assez concentrée d'acétate d'ammoniaque carminé. Il les lavait ensuite pendant plusieurs heures dans de l'eau, souvent renouvelée, puis il les traitait avec l'acide acétique, et enfin avec de l'alcool absolu, pour les priver entièrement d'eau. La solution de carmin la plus affaiblie continue encore à colorer.

Gerlach s'était aperçu de ce phénomène dès ses premières expériences, après avoir laissé, toute une nuit, la coupe d'une circonvolution de cervelet dans de l'eau contenant quelque peu de carmin. Certains détails restèrent méconnaissables lors de cette première coloration par le carmin. Alors Gerlach, pour achever de les mettre en évidence, ajouta 2 à 3 gouttes d'une solution concentrée d'acétate d'ammoniaque carminé, à 30 grammes d'eau, et y laissa séjourner ses petites coupes pendant 2 à 3 jours.

Depuis ce temps, on a fait un très-grand usage du carmin pour colorer. Il y a quelques années, un savant est allé plus loin. D'après l'aptitude plus ou moins grande à se laisser pénétrer par le carmin, il a cru pouvoir établir plusieurs sortes de différences fonctionnelles dans les cellules nerveuses des organes centraux. Les expériences faites conformément aux règles indiquées pour ce genre d'opération, ont donné des résultats variables.

Nous avons appris, par la pratique, qu'on doit chercher à éviter surtout deux inconvénients dans les teintures de carmin: d'abord, un excès de coloration déterminant une couleur foncée et diffuse, qui ne permet pas de mieux distinguer l'objet soumis à l'examen; et ensuite, un gonflement des éléments des tissus, dû à l'action de l'ammoniaque.

Il est donc important de n'employer que des solutions

peu riches en ammoniaque. On prendra, à cet effet, plusieurs centigrammes de carmin, qu'on mêlera à une trentaine de grammes d'eau distillée, puis, on y ajoutera quelques gouttes d'ammoniaque. Une partie du carmin est dissoute et traverse le filtre avec tout le liquide. Une autre portion du carmin non dissoute reste déposée sur le filtre et peut être employée à divers usages. Lorsqu'un liquide filtré répand une odeur d'ammoniaque, il est bon de le laisser une demi-journée et même une journée entière à l'air, et placé sous une cloche, afin de faire volatiliser tout l'ammoniaque. Si, au bout de quelque temps, on remarque qu'il s'est formé un précipité globuleux de carmin, il suffira d'ajouter une seule goutte d'ammoniaque pour en opérer la solution.

Ce mélange sera versé, par gouttes, dans de l'eau, et l'on obtiendra à volonté une coloration en rouge, tantôt plus faible, tantôt plus intense, selon les circonstances. Dans les recherches sur les parties très-délicates, on ajoute avec succès, à cette matière colorante, une quantité égale de glycérine.

Nous recommandons, dans ce cas, 15 à 30 centigrammes de carmin, dissous dans la quantité d'ammoniaque tout juste nécessaire, et mêlé à 30 grammes d'eau distillée. On additionnera cette solution, préalablement filtrée, de 30 grammes de bonne glycérine et de 8 à 12 grammes d'esprit-de-vin très-fort.

On se sert de cette teinture soit pure, soit en y ajoutant une nouvelle quantité de glycérine.

Un fragment de tissu demeurera plongé plus ou moins longtemps dans la solution, selon que celle-ci aura plus ou moins de puissance colorante. Avec des teintures fortes, quelques minutes suffisent pour colorer, tandis qu'une immersion de plusieurs heures est nécessaire quand on emploie des teintures faibles.

Un objet peut rester, sans préjudice, pendant 24 heures, dans des solutions très-faibles.

Après avoir retiré le tissu qui vient d'être coloré, on le lave, soit avec de l'eau pure, soit avec de l'eau légèrement acidulée, ce qui donne, dans beaucoup de cas, des résultats infiniment préférables. Nous nous servons de 2 à 3 gouttes d'acide acétique très-fort dans 30 grammes d'eau distillée, et ce mélange reçoit le tissu pendant quelques minutes seulement. Quand on veut éviter une trop grande imbibition d'eau, on peut faire usage d'alcool acidulé de la même manière, ou bien, suivant Beale, employer un mélange de glycérine et d'acide acétique (5 gouttes d'acide pour 30 grammes de glycérine). On apercevra alors, le plus ordinairement, les parties nucléaires rougies, le protoplasma des cellules, les axes cylindriques des fibrilles nerveuses, etc.

Les tissus tout frais, ou bien durcis préalablement dans l'alcool, sont ceux qui se laissent le mieux colorer; les pièces durcies dans l'acide chrômique, ou dans le bichromate de potasse, prennent la couleur moins bien et un peu plus lentement.

On arrive promptement à apprécier au juste le degré de coloration qui convient aux tissus. En général, on colore moins les tissus qu'on se propose de conserver dans des liquides (glycérine légèrement acidulée), que ceux destinés à être plongés dans des substances résineuses. Ces derniers (choisis de préférence pour être montés à froid dans du baume de Canada dissous à l'aide du chloroforme), offrent très-souvent un superbe aspect.

On colore facilement des parties injectées, en faisant usage d'une grande quantité de couleurs, notamment du jaune de chrôme et du sulfate de baryte. De l'excellent bleu de Prusse soluble est également d'un bon emploi, mais on est obligé de recourir, pour le lavage, à une eau plus fortement acidulée, si on veut conserver un bleu vif. La coloration en bleu convient surtout pour les objets injectés avec du carmin; il est toutefois possible d'obtenir de fort beaux objets avec des solutions très-légères de carmin.

On ne saurait recommander l'usage de l'encre rouge ordinaire du commerce, dont on s'est quelquefois servi.

2. Teinture de carmin de Thiersch.

M. le professeur Thiersch a eu l'extrême amabilité de communiquer à l'auteur de cet ouvrage ses procédés de teinture.

a) *Teinture rouge.*

Carmin	1 partie.
Acétate d'ammoniaque liquide . . .	1 —
Eau distillée	3 parties.

La solution obtenue sera filtrée.

Une deuxième solution sera préparée ainsi :

Acide oxalique	1 partie.
Eau distillée	22 parties.

On mêle 1 partie de la solution d'acétate d'ammoniaque carminée avec 8 parties de la solution aqueuse d'acide oxalique, et on filtre, après y avoir encore ajouté 12 parties d'alcool pur.

S'il arrive que le mélange ainsi préparé ait un ton orange au lieu de la couleur rouge du carmin, on diminuera l'action d'une trop grande quantité d'acide oxalique, en y laissant tomber goutte à goutte de l'acétate d'ammoniaque, jusqu'à ce que la solution ait acquis le degré de teinte carminée voulu. Toutefois, on peut aussi se servir de cette teinture jaune pour colorer. Si, dans la suite, il se forme un précipité de cristaux d'oxalate d'ammoniaque, ce qui a lieu lorsqu'on ajoute à la solution de l'acétate d'ammoniaque liquide ou de l'alcool, on filtrera le tout une seconde fois.

D'après les expériences de Thiersch, cette teinture colore, d'une manière égale, dans le court espace de temps de 1 à 3 minutes, sans donner lieu à des gonflements ni à des dissolutions de parties épithéliales. Après avoir obtenu la coloration, on enlève les matières colorantes restées à la surface, avec un mélange d'environ 80 parties d'alcool et de 20 parties d'eau. Si la coloration est trop foncée, ou diffuse, on lave le tissu dans une solution d'esprit-de-vin et d'acide oxalique ou d'acide borique.

b) *Teinture de carmin ayant la couleur du lilas.*

Borax . . . . 4 parties.
Eau distillée . . . . 56 —

On ajoute à cette solution :

Carmin . . . . 1 partie.

On mêle cette solution rouge avec deux fois autant d'alcool absolu, et on filtre.

Il s'amasse sur le filtre du carmin et du borax, qui peuvent être dissous dans de l'eau distillée et servir à une nouvelle préparation.

Thiersch a trouvé que cette teinture colore un peu plus lentement que la teinture rouge simple, et qu'elle a une action toute spéciale sur les cartilages et sur les os, dont on a extrait les sels calcaires à l'aide de l'acide chrômique. Il se forme de très-belles colorations, lorsque les tissus colorés avec la dernière teinture, marquée (*b*), sont placés encore un instant dans la première teinture, marquée (*a*).

3. Teinture de carmin de Beale.

Ce savant distingué a récemment recommandé le mélange qui suit :

Carmin.	50 centigr.
Acétate d'ammoniaque liquide très-fort.	30 —
Glycérine de bonne qualité	60 grammes.
Alcool	15 —

Le carmin, divisé en petites parcelles, est placé avec de l'ammoniaque dans un verre à réactifs et dissous par la coction. Au bout d'une heure, cette solution sera froide, et une partie de l'ammoniaque se sera évaporée. On y ajoute alors de l'eau, de la glycérine et de l'alcool; on filtre, ou bien, après un repos de plusieurs heures, on retire la partie claire de ce mélange pour s'en servir. La coloration a lieu dans les différentes parties, en un temps qui est loin d'être toujours le même.

4. Teinture préparée avec le rouge d'aniline (fuchsine).

On devait naturellement penser à employer, pour colorer des parties animales, les couleurs de l'aniline dont on fait un si grand usage de nos jours. Une série d'expériences que nous avons entreprises dans ce but, nous ont révélé la grande utilité de cette matière colorante.

Fuchsine (cristallisée), 1 centigramme.
Alcool absolu, de 20 à 30 gouttes.
Eau distillée, 15 centimètres cubes.

Il résulte de ce mélange une belle solution rouge, cependant pas trop vive. Elle colore, presque instantanément, et sans rien altérer, toute espèce de tissus animaux.

Cette solution convient, d'une manière spéciale, pour l'étude des couches épithéliales, de la membrane hyaloïde, du cristallin et du corps vitré.

Un peu étendue d'eau, cette même solution colore, dans l'espace d'une demi-heure, les cellules vibratiles d'une grenouille sans que le jeu des cils cesse un instant. On voit également des globules sanguins se colorer, mais d'une manière lente. Cette même solution est d'un usage excellent pour la coloration des cellules ganglionnaires et celle des éléments cellulaires des glandes lymphatiques; mais, par contre, elle paraît convenir beaucoup moins pour les cartilages et les tissus osseux. Les fibrilles des nerfs, après une immersion de plusieurs heures, deviennent légèrement teintées en rouge, et leurs axes cylindriques sont sensiblement assombris.

Les exemples ci-dessus mentionnés nous apprennent qu'il y a dans la solution de fuchsine un principe de coloration qui, sous beaucoup de rapports, produit des effets supérieurs à ceux obtenus avec le carmin. La promptitude, l'uniformité de coloration, telles sont les qualités qui rendent la solution de fuchsine précieuse quand il s'agit de démonstrations instantanées; elle sera aussi d'un puissant secours pour colorer des cellules pâles, délicates, qui deviennent ainsi plus distinctes sans subir d'altération. Il est fâcheux que l'alcool absorbe promptement la matière colorante, et qu'on soit ainsi obligé de renoncer à conserver les préparations dans le baume de Canada.

5. Teintures bleues.

Dans beaucoup de circonstances, on sera très-heureux d'avoir à sa disposition des teintures bleues, surtout lorsqu'il s'agira de colorer des pièces injectées au carmin. Du reste, les tissus préparés avec la couleur bleue sont fort beaux, de sorte que nous serons souvent disposés à préférer cette nuance à celle du carmin. On possède actuellement deux moyens pour colorer en bleu: l'indigo uni au sulfate de potasse (appelé bleu de carmin), et le bleu d'aniline.

a) *Teinture avec le bleu de carmin.*

M. le professeur Thiersch a recommandé le mélange suivant :

Acide oxalique, 1 partie,
Eau distillée, 22 à 30 parties,
Bleu de carmin, quantité suffisante pour amener la saturation.

L'alcool peut entrer dans cette solution. Si la couleur bleue est en excès, on y remédiera avec une solution d'acide oxalique dans de l'esprit-de-vin.

Cette teinture bleue colore vite et d'une manière uniforme. D'après les observations de celui qui en a fait la découverte, elle convient parfaitement pour colorer les axes cylindriques, ainsi que les cellules des nerfs du cerveau et de la moelle épinière, préalablement durcis dans l'acide chrômique.

b) *Teinture avec le bleu d'aniline.*

Le bleu ordinaire d'aniline ne ne dissout pas dans l'eau. En le traitant avec l'acide sulfurique, on en obtient la partie de bleu qui est soluble. On dissoudra simplement ce bleu dans de l'eau jusqu'à ce qu'on ait obtenu la couleur foncée du cobalt, ou bien on recourra au mélange suivant :

Bleu d'aniline soluble, 2 centigrammes,
Eau distillée, 25 centimètres cubes,
Alcool, 20 à 25 gouttes.

Cette teinture colore en bleu vif, et en quelques minutes, les tissus préparés surtout dans l'alcool; il faut un peu plus de temps pour les objets préparés avec l'acide chrômique. On conserve cette couleur dans l'eau, dans l'alcool et dans la glycérine; elle n'est point altérée par l'addition d'un liquide acide ou alcalin. Les glandes lymphatiques, la rate, et plus particulièrement des coupes du cerveau et de la moelle épinière, obtiennent, sous son influence, un très-bel aspect. Nous avons fait, dans ces derniers temps, un très-grand usage de cette teinture, et nous la recommandons de la manière la plus pressante.

On se sert déjà, depuis plusieurs années, de l'azotate d'argent, en solution ou en nature, pour obtenir des dépôts d'argent dans la cornée de l'œil. Recklinghausen a fait un usage très-fréquent de cette méthode (*les Vaisseaux lymphatiques*, Berlin, 1862). His a ensuite cherché à trouver les conditions et la nature de ces dépôts. Dans ces derniers temps, un grand nombre de savants ont obtenu, par ce moyen, alternativement de bons et de mauvais résultats.

Les tissus imprégnés d'argent prennent, selon les circonstances, différents aspects. Quelquefois, on remarque dans l'intérieur des cellules ou des canaux les plus déliés, de même que dans les conduits du tissu cellulaire, des dépôts poussiéreux d'argent, qui, selon l'action de la lumière, paraissent être plus ou moins foncés, tandis que la substance intercellulaire n'est pas plus colorée ou ne l'est que fort peu; dans l'autre cas, la cellule est restée libre, autrement dit elle n'a point été imprégnée d'argent; tandis que les masses intermédiaires des couches épithéliales, la substance intercellulaire, ont contracté une teinte sombre sans toutefois perdre de leur netteté.

Le premier genre de coloration peut servir à démontrer l'état creux dans les tissus élémentaires des animaux; on emploie avec succès la seconde pour reconnaître les limites des cellules, surtout de celles très-délicates des couches épithéliales, ainsi que les vaisseaux sanguins et lymphatiques d'une grande finesse.

Il est à regretter que les deux effets qui viennent d'être mentionnés, se produisent bien plutôt fortuitement que d'après des règles fixes; souvent ils se manifestent à la fois d'une manière très-désavantageuse dans une seule et même expérience. On remarque aussi qu'habituellement l'action de la solution d'argent est loin d'être la même sur les différentes parties d'un seul et même tissu. Ce sont là de grands inconvénients attachés à un procédé propre, du reste, à rendre des services réels.

Recklinghausen, qui n'a pas réussi à trouver des règles certaines pour atteindre l'un ou l'autre des effets causés par l'argent, recommande de faibles solutions (1 partie de nitrate d'argent sur 400 à 800 parties d'eau distillée); il veut également que les pièces à examiner, aussi fraîches que possible, soient enlevées à des cadavres qui datent tout au plus de 24 heures. Il est bon d'éviter toute altération dans les tissus. Si l'on observe cette prescription, c'est le premier effet qui se produit ordinairement sur le tissu cellulaire; c'est-à-dire les substances intermédiaires se colorent, tandis que les petits corps cellulaires, ainsi que les conduits, restent clairs. Quand on désire obtenir le second effet, on place les objets dans une solution d'acide acétique ou de sel de cuisine très-affaiblie, après les avoir laissés séjourner assez longtemps dans une solution de nitrate d'argent. Il résulte des expériences de ce savant que le temps nécessaire pour observer les effets propres à l'azotate d'argent, est loin d'être le même sur les différentes parties du tissu soumises à l'examen.

A-t-on en vue d'agir sur des parties profondément situées, l'action se manifestera plus lentement, et il faudra faire usage d'une solution d'azotate d'argent plus concentrée. Malgré cela, et toute proportion gardée, l'effet produit ne sera, même au bout de 24 heures, qu'un effet superficiel. Lorsqu'il survient, d'une manière évidente, dans le tissu un trouble blanchâtre, on peut admettre, en général, que l'argent a suffisamment pénétré; toutefois, il est difficile de bien saisir le moment où l'opération est accomplie.

Afin d'enlever les parcelles d'argent qui n'ont point pénétré dans le tissu, et d'éviter ainsi une plus forte coloration, on lavera avec de l'eau les parties imprégnées. Ces parcelles peuvent se détacher également avec l'acide acétique. Ce dernier moyen est même très-avantageux lorsqu'on cherche à éloigner des couches épithéliales, afin de pouvoir mieux apprécier les parties profondes des tissus cellulaires qui ont subi l'action de l'argent.

His, qui, le premier avec Coccius, a fait usage de solutions d'argent, croyait autrefois, à tort, qu'il fallait nécessairement employer des solutions fortes pour imprégner les parties extracellulaires, et pensait que les solutions faibles produisaient leur effet dans les cellules mêmes du tissu cellulaire. His (*Revue médicale suisse*, t. II, p. 1re) a dit récemment s'être convaincu, à la suite de nouvelles expériences, qu'en ce qui concerne la cornée du moins, la substance fondamentale seule se laisse imprégner dès le commencement; que le précipité de chlorure d'argent qui s'est formé, ne pénètre plus tard dans les cellules, qu'après avoir été de nouveau dissous pour se transformer en une sorte de poussière d'argent déposée par l'action de la lumière.

Afin d'obtenir ce dernier changement, His trouva bon d'exposer pendant quelque temps à la lumière des coupes de cornée, imprégnées de nitrate d'argent et placées dans une solution de sel de cuisine, d'acétate d'ammoniaque, ou bien d'humeur aqueuse. On obtient souvent ainsi des images d'une beauté surprenante. Au milieu d'une masse claire de substance intercellulaire, on voit les petits corpuscules de la cornée et leurs ramifications entièrement pénétrés par les précipités d'argent. L'action de la lumière produit ici un effet durable. Recklinghausen conseille dans ce cas une solution de sel de cuisine très-étendue; His, au contraire, veut que cette même solution soit très-concentrée.

On s'est encore servi d'autres sels métalliques pour imprégner des tissus, du sous-acétate de plomb, par exemple.

Nous allons parler maintenant de la dessiccation des parties animales. Cette méthode a pour but d'en extraire toute l'eau et de leur donner ainsi un degré de consistance et de densité qui permette de les diviser, à l'aide d'un bon scalpel, en tranches très-minces. Ces coupes, étant ensuite placées dans de l'eau, se gonflent et offrent ainsi l'image de leur état naturel. Nous avons déjà indiqué, dans un chapitre précédent, une série de réactifs chimiques qu'on emploie pour atteindre le même but; tels sont l'acide chrômique, le chromate de potasse, l'alcool.

La méthode de dessiccation est préférable à toute autre pour beaucoup de tissus et de parties du corps, attendu qu'on évite par là tout obscurcissement. On traite surtout ainsi, avec un bien grand avantage, les tissus qui ont une certaine fermeté, les organes riches en tissu cellulaire, comme la peau, les tendons et les parois des vaisseaux; cette même méthode est applicable aux poumons (voire même aux injections qu'on y a faites), aux muscles, à l'épiderme, au cristallin et au cordon ombilical. La dessiccation réussit moins bien pour les glandes, les ganglions lymphatiques, les membranes muqueuses délicates; elle est absolument inapplicable au cerveau, à la moelle épinière, aux nerfs et à la terminaison de ceux-ci dans les principaux organes des sens, à cause de leur extrême mollesse et de la variété des tissus qui les caractérisent.

La manière d'opérer est fort simple. On sèche les parties sur des planchettes de bois ou sur un morceau de liége à surface convexe, si les circonstances l'exigent. Pour éviter le rétrécissement des tissus, on peut les étaler sur ces planchettes de bois ou de liége, et les y fixer avec des épingles. La température ne doit pas être trop basse, car on aurait à craindre une décomposition; tandis qu'une chaleur trop forte amènerait la coagulation des substances albumineuses. La température la plus convenable est celle de 30 à 40 degrés centigrades. On peut aussi se servir avec avantage du soleil, quand les journées sont chaudes. Si on ne veut pas employer la chaleur pour obtenir la dessiccation, on aura recours à l'appareil au sulfate ou au chlorure de calcium, usité dans nos laboratoires de chimie.

On se gardera bien de soumettre à la dessiccation de trop gros fragments et d'exagérer celle-ci; la fragilité pourrait devenir telle à cause des fissures et des crevasses, effet d'une trop grande sécheresse, qu'on ne parviendrait plus à pratiquer des coupes minces.

Une pièce qui n'est pas entièrement séchée et possède à peu près la consistance de la cire, offre de grands avantages. Il faut cependant que la lame du couteau reste sèche. Si la pièce est posée sur du liége, on pourra, sans déplacement, opérer les divisions; un bois dur nuirait au tranchant de la lame.

On ramollira, soit dans de l'eau pure, soit dans de l'eau légèrement acidulée avec de l'acide acétique, les coupes fines ainsi obtenues. Si on a l'intention de les colorer, on les mettra immédiatement dans une solution ammoniacale de carmin. Le ramollissement s'opère beaucoup mieux dans un verre de montre ou dans une auge en verre que sur le porte-objet, et il ne faut que quelques minutes pour que les bulles d'air qui occupent les interstices du tissu disparaissent.

Des parties séchées, conservées dans un vase de verre, avec un petit morceau de camphre, constituent, dans beaucoup de démonstrations histologiques, de précieux auxiliaires.

CHAPITRE IX.

Manière de faire les injections.

On ne saurait attacher trop d'importance à l'art d'injecter, avec des matières colorantes, les vaisseaux des parties sur lesquelles on veut faire des recherches histologiques. Ce procédé est encore beaucoup trop négligé; on objecte, sans connaissance de cause et sans expérience suffisante, que c'est là, en général, un travail superflu, une sorte d'opération de luxe. Cependant, on ne devrait jamais négliger l'emploi de ce puissant auxiliaire dans les recherches minutieuses quelconques, soit sur des tissus sains, soit sur des tissus pathologiques; car beaucoup de points, dans la structure d'un organe, deviennent tout à coup clairs et compréhensibles par l'injection du système capillaire, injection qui fournit immédiatement la preuve cherchée de la richesse ou de la pauvreté des vaisseaux de la partie soumise à l'examen. Il est donc nécessaire d'étudier l'art de faire des injections, et cet art a ses difficultés. La réussite des injections dépend presque toujours d'un heureux emploi de moyens auxiliaires généralement négligés et, néanmoins, très-importants; elle exige aussi une certaine adresse et une grande pratique. Cependant, avec de la persévérance et surtout en ne se laissant pas décourager par les nombreux insuccès qui signalent les premières tentatives, on arrive au but désiré, surtout si on renonce, au commencement, à la prétention d'obtenir des injections d'une entière beauté. Peu à peu on réussira plus facilement, et la joie qu'on éprouvera d'avoir exécuté une belle injection, deviendra un stimulant pour entreprendre de nouvelles expériences.

Nous essayerons de tracer, dans les pages suivantes, les règles les plus importantes concernant les injections; nous insisterons surtout, d'une manière toute particulière, sur les faits qui nous ont été révélés dans le cours de nos travaux, trouvant, du reste, très-naturel qu'on oppose, aux moyens indiqués par nous, d'autres méthodes plus efficaces. Si cet enseignement écrit ne peut complétement conduire à la pratique qu'un maître expérimenté fait acquérir en bien moins de temps, il n'en reste pas moins démontré qu'il contient des indications précieuses et faciles à saisir.

Avant d'entrer en matière, il ne sera pas sans intérêt de jeter un coup d'œil rapide sur l'origine de l'art des injections.

Cet art, qui consiste à introduire des matières colorantes faciles à reconnaître dans les différents systèmes des canaux du corps, est déjà ancien si on le fait dater de l'époque où ces injections s'exécutaient d'une manière fort grossière. Dans son livre si important sur la pratique des préparations anatomiques (Vienne, 1860), Hyrtl trace d'une manière très-intéressante l'histoire de ce procédé. Dès l'année 1700, on se servait, à cet effet, d'un mélange de cire et de mercure. On n'a employé la colle, pour faire des injections, que vers le commencement de 1800.

Il est reconnu que Ruysch, en Hollande (1638-1731), s'est acquis, parmi les anatomistes anciens, avec ses injections, une grande réputation bien peu méritée, si nous en jugeons d'après les connaissances actuelles et les traditions historiques bien précises qui nous sont parvenues. Il en est de même pour beaucoup d'autres célébrités des temps passés et des temps modernes. Du suif (en partie mêlé d'eau), coloré avec du vermillon, constituait la matière employée par Ruysch.

N. Lieberkühn est arrivé à des résultats remarquables

pour son époque, dans la première moitié du siècle dernier (1711-1716). Ses matières à injection méritent encore de nos jours d'être considérées comme très-bonnes, d'après le témoignage de Hyrtl, savant très-compétent en cette matière. Il se servait d'un mélange de cire, de colophane et de térébenthine, et, comme substance colorante, de vermillon. Sömmerring, Döllinger, Berres ont obtenu plus tard des résultats remarquables avec les mêmes moyens. Parmi les savants modernes, le nom de Hyrtl brille au premier rang. Il faut placer à côté de lui Queckett, Gerlach, Thiersch, Beale, etc.

Il est aisé de voir que nous ne nous occupons ici des méthodes d'injections qu'en tant qu'elles s'appliquent à des recherches microscopiques et à l'histologie, de sorte que nous passons complétement sous silence les autres modes d'injections.

Parmi les nombreuses méthodes usitées, il en est deux qui méritent plus particulièrement d'être citées.

1° On se sert de matières liquéfiées par la chaleur et qui se figent par l'action du froid.

2° On a recours à des mélanges de liquides froids.

Les matières employées dans le premier cas sont surtout les substances résineuses et la colle, ainsi que nous l'avons déjà fait observer. Hyrtl, un des savants de nos jours, qui a acquis dans l'art qui nous occupe le plus d'expérience, nous apprend que les injections de matières liquéfiées par la chaleur produisent d'excellents effets dans les organes glandulaires et dans tous les capillaires d'un calibre sensible; tandis qu'elles ne sauraient être utilisées dans d'autres parties du corps, comme, par exemple, quand il s'agit d'injecter les vaisseaux sanguins des membranes sous-séreuses, les membranes muqueuses des bronches, les vaisseaux du même ordre de l'œsophage, de l'estomac, de la moelle épinière, du testicule.

Hyrtl nous dit aussi que c'est une erreur de croire qu'une seule et même matière convienne également à l'injection de tous les organes.

L'anatomiste viennois compose ses mixtions résineuses de la façon suivante : Il fait fondre du vernis au copal très-pur ou au mastic jusqu'à consistance de sirop, puis il y ajoute à peu près une huitième partie de vermillon qu'il place sur une pierre à broyer, ainsi que le vernis dont il vient d'être question, pour le triturer avec le plus grand soin. Ensuite il introduit un peu de cire vierge dans ce mélange, afin de lui donner plus de consistance. Nous nous sommes servi, il y a quelque temps, d'une composition de ce genre, dans le but d'apprécier sa valeur par expérience, et nous avons reconnu qu'avec un peu d'habitude, on obtient de très-belles préparations de tissus, lorsqu'il ne s'agit pas d'ailleurs d'études histologiques, mais seulement d'objets séchés qu'on ne soumet qu'à de faibles grossissements. L'observateur qui veut étudier la structure fine d'un organe à l'aide d'injections, se servira de colle. La température peu élevée à laquelle il est possible de pratiquer des injections avec une solution de colle, mais qui serait tout à fait insuffisante avec une solution résineuse, constitue déjà un avantage qu'on ne saurait trop apprécier. Ceux qui s'occupent d'histologie ont donc eu raison d'employer de préférence la solution de colle pour leurs injections. Antérieurement, Sömmerring et Döllinger avaient déjà obtenu, avec cette substance, de magnifiques résultats. Il est vrai que la dessiccation, qui était autrefois le moyen habituel de conserver les objets, a l'inconvénient de produire, dans les canaux injectés, une certaine contraction déterminée par la perte de l'eau; aussi arrive-t-il bien souvent que les objets préparés de cette manière n'offrent pas l'aspect plein et ferme des injections faites avec la résine. Toutefois, la facilité beaucoup plus grande avec laquelle la solution aqueuse de colle pénètre les parois des vaisseaux imbibées d'eau, constitue un avantage qu'on ne saurait obtenir à l'aide d'aucune autre matière coagulée, notamment en ce qui concerne les organes dont les vaisseaux capillaires sont très-étroits; on peut, en outre, singulièrement limiter la contraction en prenant le soin de bien enfermer les objets. Abstraction faite des matières colorantes, pour préparer une solution de colle de ce genre et pour pouvoir s'en servir plus tard, il y a quelques précautions à prendre.

On a beaucoup fait usage de colle de poisson qu'on regarde comme la plus pure. Toutefois, elle n'est nullement indispensable; son prix élevé et la lenteur qu'elle met à se coaguler par le refroidissement, sont des inconvénients qui doivent être pris en considération. Dans ces derniers temps, nous nous sommes servi de tablettes de colle minces, transparentes, qu'on trouve dans le commerce sous la dénomination de gelée de Paris; il est vrai que cette solution de colle est également chère. Mais ces tablettes peuvent être comparées aux meilleures sortes de colle ordinaire de Cologne.

Pour en opérer la solution, le procédé suivant semble être le plus convenable.

On trempe, pendant plusieurs heures, dans de l'eau distillée ou dans de l'eau de pluie, la colle préalablement mise en morceaux, puis, après avoir décanté, on ajoute une nouvelle quantité d'eau. La solution étant ainsi opérée, on la filtrera à travers une flanelle en évitant constamment l'action directe du feu, et on la placera dans un vase de porcelaine. On y ajoutera, à une température douce, la matière colorante voulue; nous donnerons plus loin, à ce sujet, les instructions nécessaires. Les circonstances particulières pourront seules déterminer le degré d'épaississement que la solution de colle doit posséder. Si on se sert d'une matière colorante grenue, parfaitement broyée, ayant la consistance d'une bouillie épaisse, la solution de colle devra être plus étendue. Si, au contraire, on introduit tout d'abord la matière colorante, résultant d'un mélange de deux solutions de substances différentes, dans la colle, celle-ci sera plus concentrée. Un peu de pratique apprend promptement à connaître le degré de consistance convenable. Les mixtions de ce genre se liquéfient à la chaleur de la même façon que les autres. Il est possible de se servir coup sur coup, et plusieurs fois de suite, de la même capsule. On ne saurait conserver longtemps ces solutions sans moisissure, ou sans leur voir perdre rapidement leur première homogénéité, même lorsqu'on essaye de les garder dans une atmosphère saturée de camphre; il faut donc renouveler souvent les solutions de colle, ce qui est désagréable et occasionne une perte de temps.

Quand un tissu a été injecté et plongé immédiatement dans de l'eau glacée, on doit attendre que la coagulation ait eu lieu dans les vaisseaux, ce qui arrive tout naturellement plus vite en hiver qu'en été. Pour donner plus de consistance à l'organe injecté, et pour le rendre plus propre à la conservation, on le place dans de l'esprit-devin affaibli, et on l'y laisse plusieurs jours avant de l'utiliser d'une manière quelconque.

On peut très-bien ajouter aux solutions de colle toute sorte de matières colorantes; il en sera question plus loin.

L'emploi de mélanges à injections qui se coagulent par le froid, a, comme nous l'avons déjà fait observer, l'inconvénient d'exiger beaucoup de temps et une foule de préparatifs. Il serait donc très-important de trouver des matières liquides froides, susceptibles d'être employées à tout moment. On a découvert et recommandé, à différentes reprises, bon nombre de mélanges possédant cet avantage.

Nous mentionnerons tout d'abord le procédé mis en usage par Bowman, célèbre histologiste anglais; ce moyen peut, à la vérité, être employé immédiatement, mais sert moins à procurer une bonne injection qu'à rendre visibles, dans les recherches microscopiques, les trajets sanguins d'un organe. Cette méthode consiste à faire passer, l'une après l'autre, à travers le cercle des vaisseaux sanguins, deux solutions de sel, qui déterminent un précipité vivement coloré. Bowman faisait usage, à cet effet, d'acétate de plomb et de chromate de potasse. Nous expérimentâmes autrefois ce procédé, et nous pûmes apercevoir d'une manière satisfaisante la direction des vaisseaux. Mais jamais on ne réussit à obtenir de cette façon une préparation entièrement réussie.

Hyrtl, comme il nous l'enseigne dans son livre sur l'art de faire des préparations anatomiques, se sert également, pour les injections liquides froides, de matières résineuses dont il a déjà été question; il y ajoute un peu de cire et d'oxyde rouge de plomb, afin de leur donner ainsi la consistance d'une pâte ordinaire et grossière à injections. Il en broie un morceau dans un mortier, en y ajoutant de l'éther jusqu'à consistance siropeuse. Il y mêle environ $^{8}/_{1}$ de matière colorante, et broie de nouveau le tout, en l'humectant d'éther jusqu'à ce que le mélange devienne complétement fluide. Hyrtl loue la facilité et la commodité de cette méthode. Par le fait de la prompte volatilisation de l'éther, l'organe injecté devient déjà propre à l'étude, au bout d'un quart d'heure.

D'après les recommandations de Beale (*The Microscope in its application to practical medicine.* London, 1858, p. 67), nous avons fait, dans ces dernières années, un très-grand usage d'un mélange de glycérine, d'eau et d'alcool. Ce mélange, par la facilité avec laquelle il pénètre dans les vaisseaux, surpasse tout ce que je connais en ce genre; on peut dire de même, à son avantage, qu'il endommage beaucoup moins les tissus que toute autre préparation habituelle. Ce mélange se conserve fort longtemps, attendu qu'il n'est susceptible d'aucune décomposition ni d'aucun changement. Il peut être considéré, avec raison, comme la matière à injections des histologistes, sans compter que les objets ainsi préparés et encore tout humides donnent des images de la plus grande beauté. Des objets secs, renfermés dans du baume de Canada, procurent aussi des résultats passables. Toutefois, les compositions à base de colle sont préférables dans ce dernier cas. Après avoir fait connaître, dans les indications précédentes, les éléments qui constituaient autrefois les matières à injections, nous passerons aux substances colorantes qui en sont parties intégrantes. Celles qui sont propres aux recherches histologiques ordinaires peuvent se diviser en trois classes : les substances granuleuses, les substances qui ne supportent l'examen qu'en employant la lumière directe, les substances transparentes. La série des premières est très-grande; elles servaient seules autrefois à préparer les injections. Le nombre des substances colorantes et transparentes en même temps, ou de la dernière classe, est, au contraire, fort restreint, et, de nos jours, on n'en connaît que quelques-unes seulement jouissant de cette propriété.

Si on fait usage de matières résineuses, on peut se servir très-facilement de couleurs très-fines du commerce, préparées pour la peinture à l'huile, et renfermées dans des tubes de plomb à parois extrêmement minces; ce sont celles que Hyrtl emploie. Parmi ces couleurs renfermées dans des tubes, le savant histologiste viennois recommande le vermillon de Chine pour le rouge; le *chrom yel-*

low ou jaune de chrôme pour le jaune orange; le vert-émeraude et le vert-de-gris pour le vert; le blanc de Nottingham et le blanc de Cremnitz pour le blanc; quant à la couleur bleue, il l'obtient par un mélange de blanc de Cremnitz (*Cremnitz-White*) et de bleu de Prusse. Toutes ces couleurs sont chères, à la vérité; mais, par contre, aussi elles ont une finesse que nous-même nous ne pourrions obtenir. On doit donc les signaler, comme matières colorantes de premier ordre, dans toutes les injections opaques.

Lorsqu'on se sert de la colle comme matière coagulante, les couleurs rouges, jaunes et blanches sont le plus habituellement employées.

a) *Matière rouge. Vermillon.*

C'est le vermillon qui est usité le plus ordinairement pour cette teinte. On choisit du vermillon extrêmement fin; on en met une très-petite quantité à la fois dans un mortier, et on le broie avec le plus grand soin en y ajoutant, de temps en temps, un peu d'eau. On procède de même dans les opérations suivantes. Un peu de carmin, mêlé au vermillon et broyé en même temps, rend la couleur plus vive; ensuite on incorpore peu à peu, et en remuant avec soin, la matière colorante dans la solution chaude de colle.

En général, les commençants commettent très-souvent la faute d'employer trop peu de vermillon. Il en résulte une matière qui laisse voir plus tard, dans les vaisseaux, des grains de couleur isolés et disséminés. Une bonne injection avec le vermillon doit surtout posséder une nuance uniforme, semblable au rouge du corail. Le vermillon a, par sa grande pesanteur, la propriété désagréable de se précipiter au fond des solutions de colle;

c'est pourquoi il ne faut jamais négliger de remuer la masse avant de l'employer.

On évitera de faire usage de toutes les autres sortes de matières colorantes qui se trouvent dans le commerce, à moins qu'on ne puisse les confier à un broyeur de profession, attendu qu'il serait impossible d'arriver à la finesse nécessaire. On y parviendrait bien mieux sans broyage et en recueillant les précipités qui se formeraient dans des solutions très-étendues.

b) *Couleur jaune. Jaune de chrôme.*

Nous considérons cette matière colorante comme la meilleure et la plus facile à manier parmi les couleurs opaques. Pour se procurer un beau jaune de chrôme, on dissoudra, dans 60 grammes d'eau, 36 parties en poids d'acétate neutre de plomb et 15 parties de chromate rouge de potasse dans une partie égale de liquide. En mélangeant les substances soigneusement, et de préférence dans une éprouvette en verre, on obtient un chromate de plomb à poussière très-fine, qui se dépose peu à peu au fond du vase. Ce précipité est lavé avec de l'eau distillée, et versé dans la solution chaude de colle, ayant la consistance d'une manière mucilagineuse épaisse.

Harting (dans son ouvrage sur le microscope, p. 42) donne la recette suivante, recette que nous avons trouvée nous-même très-avantageuse : On dissout 125 grammes d'acétate de plomb (sucre de Saturne) dans une quantité d'eau suffisante pour que le tout forme un poids de 500 grammes; on dissout ensuite 64 grammes de chromate de potasse dans de l'eau en assez grande quantité, de manière à avoir une solution du poids de 1,000 grammes. Pour préparer une injection, on prend 1 partie de la solution de sucre de Saturne, 2 parties de la solution de chromate de potasse, ainsi que 2 parties d'une solution de colle saturée; ensuite on place, dans un vase particulier, le jaune de chrôme qu'on ajoute plus tard à la colle. Le précipité du jaune de chrôme ne doit pas rester déposé trop longtemps, attendu que les molécules colorantes s'agglomèrent et se changent en poudre grossière.

c) *Couleur blanche. Carbonate de plomb. Oxyde blanc de zinc. Sulfate de baryte.*

Il est très-difficile de constituer des matières blanches propres aux injections, attendu qu'on ne les obtient habituellement que sous une forme dépourvue de finesse. Harting, qui a entrepris sur elles une série d'expériences, nous fait connaître le procédé qu'il suit pour se procurer un carbonate de plomb utile.

On dissout 125 grammes d'acétate de plomb dans de l'eau, de manière à obtenir une solution pesant 500 grammes.

On dissout 95 grammes de carbonate de soude dans de l'eau, de façon que le tout pèse également ensemble 500 grammes.

Pour faire maintenant une matière propre aux injections, on prend 1 partie de la première solution, une partie égale de la seconde, et on les mêle à 2 parties de solution de colle. Harting fait observer que ce mélange pénètre dans les vaisseaux avec beaucoup plus de facilité que la céruse mêlée à une solution de colle.

Nous avons obtenu autrefois des injections passables avec l'oxyde blanc de zinc, parfaitement broyé. Depuis des années, nous n'employons plus ce mode de coloration.

Comme blanc très-fin, quoiqu'il n'ait pas une teinte très-pure, nous recommandons le sulfate de baryte, dont nous faisons actuellement un très-grand usage. Nous préférons même le sulfate de baryte au jaune de chrôme, quand on recherchera l'extrême finesse de grain qui facilite beaucoup les injections; et nous les préparons de la manière suivante :

On met dans un cylindre en verre une solution froide et saturée de 125 à 185 grammes de chlorate de baryte. On y ajoute, avec beaucoup de précaution, de l'acide sulfurique qui précipite le sel contenu dans la solution. Puis, après avoir laissé reposer assez longtemps, on décante presque en totalité le liquide qui est redevenu clair. Ce qui en reste, mêlé au sulfate de baryte, ressemble à un mucilage épais, et sera mêlé avec partie égale d'une solution de colle concentrée.

d) *Chlorure d'argent.*

Teichmann nous indique, dans son excellent ouvrage, un nouveau mélange à injection très-avantageux, mais cher, dont le chlorure d'argent est la base. Il fait ressortir l'avantage que possède ce procédé de rendre, dans certains cas particuliers, des services signalés; il apprécie également l'extrême finesse de ses molécules, qui est telle qu'on peut les comparer à celles du chyle. Le grand inconvénient qui résulte de l'emploi du chlorure d'argent, c'est le noircissement des préparations injectées sous l'influence de la lumière et des eaux sulfureuses. Par contre, le chlorure d'argent possède, à l'égal du sulfate de baryte, une force de combinaison telle que même les réactifs ne produisent sur lui aucune décomposition, en sorte qu'on peut conserver les objets préparés par ce moyen dans l'acide chrômique, etc.

On met 3 parties de nitrate d'argent dissous dans la solution de colle, puis on y ajoute 1 partie de sel de cuisine.

Disons maintenant qu'il faut préférer de beaucoup, aux

matières colorantes dont il vient d'être question, celles dites transparentes. Ces dernières ont, en effet, des molécules tellement fines que, même avec des grossissements notables, les vaisseaux injectés conservent encore une coloration homogène. Ce genre d'injections convient, d'une manière toute particulière, aux recherches histologiques, attendu que c'est seulement avec elles qu'il est possible d'étudier l'état des autres tissus. Une injection complète, faite avec des matières opaques, voile toujours, plus ou moins, les structures fines. L'observateur qui aura réussi quelquefois avec les injections dites transparentes, les adoptera et renoncera, la plupart du temps, aux matières colorantes grenues. Le reproche de transsuder qu'on adresse, de temps à autre, aux couleurs de ce genre, ne s'applique qu'à des mélanges mal faits, mais il ne concerne nullement la matière colorante elle-même, quand elle est de bonne qualité. Il est à regretter que le nombre de ces substances colorantes soit aussi restreint. Il y a peu de temps, on ne connaissait encore, outre le bleu de Prusse soluble, que la teinte rouge fournie par le carmin. Le professeur Thiersch, qui a rendu de si grands services à l'art de faire les injections, vient encore récemment d'enrichir la science d'un jaune et d'un vert solubles; il a eu tout récemment l'extrême obligeance de nous en faire connaître les compositions. Nous nous occuperons d'abord des matières colorantes dites transparentes qu'on peut utiliser dans les injections faites avec la colle.

On possède actuellement trois mélanges différents faits avec le bleu de Prusse soluble. Parmi ces mélanges, on ne saurait recommander le second, vu que le bleu, surtout quand les objets préparés sont conservés dans de la glycérine, pâlit peu à peu. Le premier et le troisième mélange sont, au contraire, excellents.

1. *Bleu de Prusse avec l'acide oxalique de Thiersch.*

La meilleure formule de ce genre qui me soit connue est celle-ci :

On prépare une solution froide saturée de protoxyde de fer (A), une autre solution semblable à la première avec le cyanoferrure de potassium (B), et une troisième solution d'acide oxalique (C). Enfin, il est nécessaire d'avoir une solution chaude de colle fine. On mêle, dans un vase de porcelaine, environ 15 grammes de solution de colle avec 6 centimètres cubes de la solution A. Un deuxième vase, plus grand, recevra un mélange de 30 grammes de solution de colle, et de 12 centimètres cubes de la solution B; on y ajoutera, plus tard, encore 12 centimètres cubes de solution d'acide oxalique C. Quand le mélange contenu dans les deux vases sera refroidi et marquera de 25 à 32 degrés centigrades, on versera, goutte à goutte, et en remuant sans interruption, le contenu du premier vase dans le mélange du second. Lorsque le précipité sera complet, on chauffera pendant quelque temps, en remuant sans cesse la masse d'un bleu foncé, jusqu'à 100 degrés centigrades, puis on filtrera à l'aide d'une flanelle. Une matière à injection ainsi composée se conserve très-bien dans le baume de Canada. Il est facile d'en changer la couleur foncée en un bleu plus clair; il suffit pour cela d'ajouter quelque peu de solution de colle.

2. *Bleu de Prusse dissous dans l'acide oxalique.*

On peut se servir d'un bleu de Prusse pur, surtout d'un bleu de Prusse obtenu par un précipité, et le dissoudre dans une quantité suffisante d'acide oxalique. La couleur en est, il est vrai, très-intense, de sorte qu'il est possible de colorer en bleu vif, et avec une quantité assez faible, un vase entier de solution de colle. Comm toutes les matières colorantes transparentes, celle dor nous nous occupons ici pénètre, vu l'extrême finesse d ses molécules, avec une très-grande facilité dans les vais seaux capillaires les plus délicats.

Harting propose le procédé suivant (où la quantité d'a cide oxalique paraît être trop grande) : bleu de Prusse 1 partie; acide oxalique, 1 partie; 12 parties d'eau e 12 parties de solution concentrée de colle. On broie, d'a bord, l'acide oxalique dans un mortier, puis on y ajout le bleu de Prusse. Ensuite, on y verse lentement l'eau en ne cessant pas de broyer. Ce liquide bleu est, enfin incorporé dans la solution de colle.

3. *Bleu de Prusse obtenu avec du sulfate de fer et avec du cyano ferrure de potassium.*

Cette couleur, employée pour la première fois pa Schröder, van der Kolk, et recommandée plus tard pa Harting, est excellente. Les molécules en sont fines, et pour cette raison, les solutions dont elle fait partie pénè trent facilement dans les vaisseaux. Nous avons auss trouvé, dans toutes les expériences faites par nous jusqu' ce jour, que les objets ainsi préparés se conservent très bien dans le baume de Canada et dans la glycérine. I faut seulement un peu plus de temps pour la préparer.

Ayant suivi exactement le procédé de Harting dan l'usage de ce bleu, nous pouvons donc recommander l méthode de ce savant.

On dissout 93 grammes de sulfate de fer dans 600 . 750 grammes d'eau, à une température modérée. On ad ditionne la solution de 125 grammes d'acide sulfuriqu d'une pesanteur spécifique de 1,85 et d'une quantité suf fisante d'acide azotique, pour changer le sulfate de fer er sel acide; cela fait, on ajoute de l'eau jusqu'à ce que le tout pèse 1,200 grammes.

On dissout 105 grammes de cyanure de fer et de potasse dans de l'eau, puis on ajoute de l'eau de manière à obtenir une liqueur pesant 2,400 grammes.

On mêle 1 partie de la solution d'oxyde de fer, 2 parties de la solution de cyanure de fer et de potasse, et 2 parties de la solution de colle.

Pour éviter que le mucilage ne se prenne en masse et ne devienne gluant, nous conseillons d'employer la méthode suivante. On combine, avec la solution toute chaude de colle, la solution également chaude de cyanure de fer et de potasse. Cela fait, on y verse, goutte à goutte, en ayant soin de remuer, la solution de sulfate d'oxyde de fer. Le tout sera ensuite filtré à l'aide d'une flanelle.

Attendu que les liquides alcalins occasionnent la décoloration du bleu, on placera les objets ainsi injectés dans de l'esprit-de-vin, auquel on ajoutera quelques gouttes d'acide acétique.

Comme rouge transparent, aucune couleur, pour la beauté des injections, ne surpasse le carmin. Cette substance, il est vrai, exige une préparation très-soignée, car sans cela, on ne saurait l'employer, attendu qu'il transsude.

4. *Mixtion de carmin, d'après Gerlach.*

Le professeur Gerlach, inventeur des injections avec le carmin, a eu la bonté de nous faire connaître la composition du mélange qu'il emploie; il nous a même autorisé à la publier.

On dissout 5 grammes de carmin aussi fin que possible dans 4 grammes d'eau et dans 15 centigrammes d'acétate d'ammoniaque. On laisse reposer ce mélange pendant plusieurs jours, et on l'enferme de manière à le mettre à l'abri du contact de l'air; on y ajoutera alors une solution de gélatine française, très-fine et très-blanche. Cette solution contient 6 grammes de gélatine et 8 grammes d'eau. Ensuite, on y verse quelques gouttes d'acide acétique, et l'on injecte ce mélange à une température de 40 à 45 degrés centigrades.

Nous avons fait, dans ces derniers temps, un très-grand usage de la solution de carmin, et nous pouvons recommander, d'après notre propre expérience, le procédé suivant.

On prépare à l'avance une solution d'ammoniaque et une solution d'acide acétique, de façon à connaître le nombre de gouttes nécessaire pour opérer une neutralisation réciproque.

On prend à peu près 150 à 200 centigrammes de carmin très-fin et un nombre déterminé de gouttes d'une solution d'ammoniaque (nombre de gouttes qui peut être, à volonté, plus ou moins grand), et environ 15 grammes d'eau distillée, on met le tout dans un mortier pour opérer la solution et broyer en même temps le carmin; puis on filtre, ce qui exige plusieurs heures, et occasionne, en conséquence, une volatilisation, une perte d'ammoniaque.

On verse, en remuant lentement et sans cesse, la solution ammoniacale de carmin dans une solution de colle fine, filtrée et modérément chauffée. On ajoute à ce mélange un peu chauffé au bain-marie, le nombre de gouttes nécessaire à la neutralisation de la solution ammoniacale dont on s'est primitivement servi. On obtient par ce procédé un précipité de carmin dans une solution acide de colle. Si on a en vue d'injecter des organes qui exercent une réaction alcaline sensible (comme cela a lieu, par exemple, avec les cadavres des vieillards), on pourra augmenter l'acidité de la solution en ajoutant quelques gouttes de plus d'acide acétique. Selon qu'on désire avoir un rouge foncé ou un rouge clair, la proportion de colle sera plus petite ou plus grande.

Si l'on a (ce qui est très-important) une bonne qualité de carmin, on n'aura jamais à craindre d'insuccès en suivant ce procédé.

5. *Jaune transparent de Thiersch.*

Ce beau jaune, dont la préparation exige quelques précautions, s'obtiendra de la manière suivante :

On prépare une solution aqueuse de bichromate de potasse dans la proportion de 1 : 11 (A), et une autre solution, également forte, d'azotate de plomb (B).

On combine, dans un vase, 1 partie de la solution A avec 4 parties de solution concentrée de colle (à peu près 20 centimètres cubes sur 80). Dans un second vase, on introduit 2 parties de sel de plomb (B) et 4 parties de colle (à peu près 40 centimètres cubes sur 80).

On mélange ensuite, à une température d'environ 25 à 32 degrés centigrades, lentement et avec précaution, tout en remuant sans cesse, le contenu des deux vases, et on chauffe au bain-marie, pendant une demi-heure et plus, jusqu'à 100 degrés centigrades. Enfin, on filtre à l'aide d'une flanelle.

Cette matière jaune, après quelque temps de repos, exige ordinairement une nouvelle coction assez longue. Il faut filtrer de nouveau pour pouvoir s'en servir.

Nous avons employé avantageusement, dans beaucoup de circonstances, des solutions A et B en doublant la quantité.

6. *Vert transparent, d'après Thiersch.*

On mêle, avec beaucoup de soin et en quantité égale, de la solution de colle bleue de Thiersch et de la solution jaune dont il vient d'être parlé; on les chauffe assez longtemps, puis on filtre. Ce mélange fournit un vert très-bon et très-beau.

Toutefois, beaucoup de matières colorantes transparentes s'emploient très-avantageusement sans les allier à la colle. On les combine avec certains liquides froids, et on obtient ainsi les meilleures substances à injection connues jusqu'à ce jour pour les recherches histologiques.

Comme nous en avons fait un grand usage, nous indiquerons les compositions dont nous nous sommes servi.

1. *Bleu ordinaire de Beale.*

On dissout 75 centigrammes de cyanoferrure de potassium dans un récipient avec 30 grammes d'eau distillée, et l'on délaye 1gr,50 à 2 grammes de teinture de perchlorure de fer dans 30 grammes d'eau. Cette teinture, que les Anglais appellent *sesquichloride of iron*, devrait toujours se trouver préparée, dans une bonne pharmacie, conformément aux prescriptions anglaises. Elle peut être conservée et servir longtemps. On introduit ce dernier liquide, goutte à goutte, dans le premier, en l'agitant sans cesse. On mêle alors 60 grammes d'eau, 30 grammes de glycérine, 30 grammes d'alcool ordinaire et 4gr,50 d'alcool méthylique. On ajoute, avec précaution, et en agitant fortement le récipient, le mélange à couleur bleue, et la liqueur, qui possède une superbe nuance, se trouve terminée.

2. *Bleu très-fin, d'après Beale.*

Tout récemment, Beale, dans un ouvrage (*How to work with the microscope*, 3e édition, p. 200), nous a fait connaître une méthode perfectionnée pour obtenir une composition bleue, liquide et froide, propre aux injections.

Bien préparée, cette composition surpasse en finesse toutes celles qui nous sont connues. Après un repos de plusieurs semaines, sa teinte ne varie point, et l'on n'y remarque pas le moindre précipité.

Voici comment nous procédons à la confection de ce liquide perfectionné :

Mettez 10 gouttes de teinture de perchlorure de fer et 15 grammes de glycérine dans un récipient; dissolvez à part 15 centigrammes de cyanoferrure de potassium dans une petite quantité d'eau et ajoutez-y 15 autres grammes de glycérine; mêlez ensuite les deux solutions avec précaution et en agitant fortement le vase; puis additionnez le tout de 15 grammes d'eau et 3 gouttes d'un fort acide chlorhydrique.

3. *Bleu de Richardson.*

B. Will. Richardson (*Quart. Journ. of micr. science*, vol. 8, p. 271) recommande une autre composition :

On dissout 50 centigrammes de sulfate de protoxyde de fer dans 30 grammes d'eau distillée; 1gr,60 de cyanoferrure de potassium dans 30 autres grammes d'eau distillée. Comme pour le bleu de Beale, on verse lentement, et peu à peu, en agitant le vase, la solution de sulfate de protoxyde de fer dans la solution de cyanoferrure de potassium. Il se forme un beau bleu, à reflet vert, où l'on ne parvient pas à découvrir plus de molécules, à la vue simple, que dans les préparations de Beale. On y ajoute ensuite, avec précaution et en agitant le vase, le mélange mentionné au n° 1, composé d'eau, de glycérine et des deux espèces d'alcool.

4. *Carmin de Beale.*

Mettez 25 centigrammes de carmin dans un peu d'eau, dissolvez ensuite avec 5 à 6 gouttes d'acétate d'ammoniaque concentré; versez cette solution, en agitant le vase, dans 15 grammes de glycérine servant à l'étendre. Ajoutez à la solution de carmin, lentement et peu à peu, 15 autres grammes de glycérine acidulée avec 8 à 10 gouttes d'acide chlorhydrique ou d'acide acétique : agitez toujours fortement le liquide. De cette manière, on obtient un précipité de carmin à molécules d'une extrême finesse et à l'aspect rouge clair, comme le sang artériel. On se sert, pour l'étendre, d'un mélange consistant en 15 grammes de glycérine, 6 grammes d'alcool ordinaire et 6 grammes d'eau.

5. *Composition blanche.*

Comme, jusqu'à présent, nous n'avons pas pu réussir à découvrir une troisième matière colorante transparente, propre à composer des injections liquides froides, nous nous sommes servi du sulfate de baryte qui est opaque. Cette substance a, ainsi que nous l'avons fait remarquer, des molécules très-fines et on l'associe très-bien au bleu, quand on veut injecter des artères ou des veines. Nous avons adopté le procédé suivant :

En laissant tomber goutte à goutte de l'acide sulfurique dans une solution saturée de 125 grammes de chlorure de baryum, on obtient un nouveau précipité de sel qui se forme au fond d'une longue éprouvette où l'on a laissé reposer le liquide pendant un espace de 12 à 24 heures. Ce liquide devenu clair, on en décante à peu près la moitié et on additionne le reste, après l'avoir agité, avec un mélange de 30 grammes d'alcool et de 30 grammes de glycérine.

Les compositions dont il s'agit ici, nous le répétons, sont tellement pénétrantes, que nous les préférons à toutes celles renfermant de la colle pour injecter les vaisseaux lymphatiques et les conduits des glandes. On doit encore leur accorder une préférence exceptionnelle, parce qu'elles se conservent pendant des mois entiers, sans qu'il s'y manifeste le moindre changement et qu'elles offrent le précieux avantage d'être toujours prêtes. On les garde dans de petits flacons en verre fermés à l'émeri; on met la quantité dont on a besoin dans une capsule de porcelaine, et les préparatifs de l'injection sont terminés[1].

Maintenant que nous avons appris à connaître les matières à injection, ainsi que leur préparation, nous allons passer à l'étude des appareils et des procédés nécessaires pour injecter les vaisseaux. Les plus habiles praticiens affirmeront certainement, avec nous, que les procédés les plus simples sont ceux qui réussissent le mieux.

Avant de nous occuper de la seringue, qui est l'instrument le plus important et le plus fréquemment employé dans les injections, nous croyons utile de parler d'autres méthodes usitées maintenant et qui, d'après l'expérience des savants étrangers et d'après la nôtre propre, peuvent être employées facilement et avec succès. Ces méthodes sont certainement, suivant notre croyance, de nature à étendre, par la suite, le cercle de nos connaissances; elles

1. Nous nous sommes servi récemment, avec succès, du bleu de Prusse soluble, tout simplement préparé avec de l'eau, pour injecter des conduits glandulaires, les tubes urinipares, les réseaux biliaires et des vaisseaux lymphatiques. 50 centigrammes de sulfate de protoxyde de fer, dissous dans 30 grammes d'eau, 1gr,60 de cyanoferrure de potassium, également dissous dans 30 grammes d'eau, produisent, en combinant soigneusement les deux solutions (voy. plus loin), un excellent liquide. Si les vaisseaux sont extrêmement fins, il est bon d'employer la quantité double de chaque sel par 30 grammes d'eau. On peut, si on le désire, y ajouter de la glycérine. Un mélange rouge très-avantageux est celui recommandé par Kollmann. On dissout 1 gramme de carmin placé dans un peu d'eau à l'aide de 15 à 20 gouttes d'ammoniaque concentré, et on étend cette solution avec 20 centimètres cubes de glycérine. 20 autres centimètres cubes de glycérine, additionnés de 18 à 20 gouttes d'acide chlorhydrique concentré, seront ajoutés avec soin, et en agitant le liquide à la solution de carmin. On peut aussi étendre davantage cette solution, en y introduisant, à la fin, environ 40 centimètres cubes d'eau.

consistent dans l'injection spontanée de l'animal vivant et dans celle des vaisseaux par pression continue.

C'est une pensée toute rationnelle de soustraire à un animal vivant une certaine quantité de sang en lui ouvrant une veine et de remplacer cette quantité par un égal volume d'un liquide inoffensif et fortement coloré, afin que le cœur, en se contractant, remplisse certains réseaux de vaisseaux avec beaucoup plus de ménagement que ne saurait le faire la main de l'homme.

Chrzonczczewsky nous a fait connaître récemment ce genre d'opération et la manière d'introduire des solutions aqueuses d'acétate d'ammoniaque carminé.

On peut retirer à un lapin, de taille moyenne, 10 centimètres cubes de sang en ouvrant la jugulaire, et leur substituer, en injectant avec précaution et à l'aide de la seringue dont il va être question tout à l'heure, une quantité égale de solution de carmin tout à fait inoffensive dans son mélange avec le sang. Un lapin qui a atteint l'âge adulte peut supporter une perte de sang de 15 centimètres cubes; un chien de taille moyenne en perdra facilement 25 centimètres. Pendant l'introduction du liquide, on reconnaît déjà la coloration en rouge dans certains endroits de la surface extérieure. Si on pratique alors promptement une ligature aux gros vaisseaux, d'abord aux veines, ensuite aux artères, il se produit une injection physiologique du cours du sang; les reins, la rate, etc., peuvent être traités avec avantage par cette méthode. Toutefois ce n'est pas seulement dans le système des vaisseaux, mais également dans les diverses parties de l'estomac, du canal intestinal et de la cavité abdominale, que la solution de carmin montre ses effets.

L'inventeur de ce procédé recommande de dissoudre 6 grammes de carmin dans 3 grammes d'acétate d'ammoniaque liquide et d'étendre cette solution avec 30 grammes d'eau. Il est tout naturel de penser qu'il importe de filtrer cette solution avant de l'employer. Pour fixer les molécules du carmin, on place l'organe ainsi injecté dans de l'alcool absolu acidulé.

Ce genre d'injections acquiert aussi, sous un autre rapport, une grande importance. Non-seulement la solution de carmin dont il vient d'être question, mais encore une solution froide de sulfate de soude, colorée par l'indigo, passe rapidement dans les reins, tandis que la couleur bleue employée à des doses élevées pénètre dans les vaisseaux biliaires. Si, après avoir injecté le lapin, comme il vient d'être dit, on place des ligatures autour des artères, et qu'on tue l'animal, au bout de trois quarts d'heure à une heure, tout le système des tubes urinipares sera rempli de carmin. Quand on injecte les conduits biliaires avec la préparation liquide bleue, on ne fait point de ligature. Mais, dans les deux cas, l'opération étant terminée, il sera nécessaire d'injecter de l'eau dans les vaisseaux sanguins pour les laver, pour entraîner toute matière colorante primitive qui y serait restée, et la remplacer par un nouveau mélange. Les organes injectés avec une couleur bleue seront ensuite déposés dans une solution concentrée de chlorure de potassium, puis dans de l'alcool absolu, où la matière colorante se fixe à l'état de molécules très-fines.

L'injection faite par le moyen d'une pression continue offre, dans certaines circonstances, de grands avantages. D'abord elle nous apprend à connaître le degré de pression nécessaire pour remplir les réseaux particuliers des vaisseaux sanguins et des vaisseaux lymphatiques, ainsi que les petits canaux des glandes ; ensuite il est possible d'employer, à côté d'une pression très-forte, une pression très-faible. Enfin cette pression continue permet de procéder à une injection avec une extrême lenteur, ce que la main de l'homme ne saurait exécuter à cause de la fatigue. On obtient de beaux résultats en traitant par ce procédé les vaisseaux lymphatiques, ainsi que les conduits glandulaires (reins, foie).

On peut se servir, pour ces sortes d'injections, tout simplement d'un tube en verre gradué et qui ne soit pas trop étroit (fig. 54, *b*); le tube est maintenu par un support (*a*). On fixe à l'extrémité inférieure de ce tube un petit tuyau en caoutchouc (*c*) dont on ferme l'orifice inférieur, en y adaptant un tuyau métallique pouvant être fermé, à son tour, à l'aide d'un robinet (fig. 54, *d*, 55); ce tuyau s'ajuste exactement à l'orifice de la canule d'un appareil ordinaire à injection. Conformément à l'instruction qui sera donnée plus tard, la canule devra être fortement liée dans le conduit de l'organe qu'on veut injecter. On placera l'organe dans le voisinage du tube en verre bien fixé dans une position verticale et rempli jusqu'à une certaine hauteur. Le tout étant convenablement disposé, on introduit l'orifice du tuyau métallique, fermé jusqu'alors par le robinet, dans l'ouverture de la canule, et on l'y fixe solidement; ensuite on ouvre le robinet.

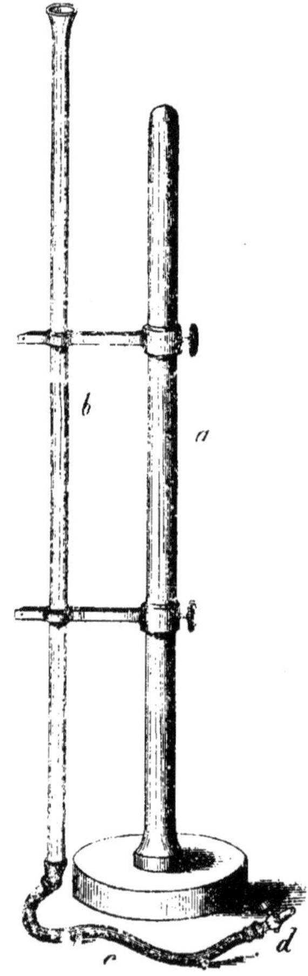

Fig. 54. Appareil simple à injection avec un tube en verre.

En versant de nouveaux liquides, on conserve la même

force de pression, ou on l'augmente, selon les besoins. Ce mécanisme peut être abandonné à lui-même pendant plusieurs heures et même pendant toute une journée.

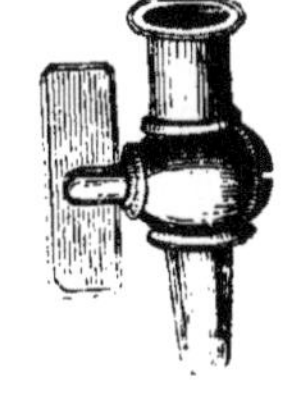

Fig. 55. Petit tuyau terminal avec robinet.

Si on désire recourir à la force de pression d'une colonne de mercure, on pourra employer l'appareil facile à construire, représenté figure 56 (demi-grandeur). Un tube de verre, gradué, vertical et s'élargissant vers sa partie supérieure en forme de petit entonnoir (*e*), pénètre au travers d'un bouchon en caoutchouc, percé de deux trous, dans une bouteille de verre (*a*) hermétiquement fermée dont il touche presque le fond. Un second tube, coudé et dirigé à angle ouvert de haut en bas (*f*), passe dans le deuxième trou; l'extrémité qui pénètre dans la bouteille est verticale et ne dépasse pas la partie inférieure du bouchon. Un tuyau en caoutchouc (*g*), solidement fixé, fait suite au tube de verre recourbé; on introduit dans l'orifice libre du tuyau en caoutchouc le tuyau métallique (*h*) muni d'un robinet, en ayant soin de le fixer solidement. Celui-ci reçoit, à son tour, la canule (*i*), comme cela vient d'être dit.

Au-dessus de l'orifice en (*e*), entonnoir du premier tube, vient se placer, porté sur un support (*k*), un petit entonnoir en verre (*l*), prolongé, à sa partie inférieure, par un tuyau en caoutchouc (*m*); dans l'orifice inférieur de ce prolongement, est placé et solidement fixé un petit tube de verre (*n*), très-effilé. Ce petit appareil sert à l'introduction du mercure; son tuyau de caoutchouc est muni d'un robinet à compression (*o*) ou, mieux encore, de vis à compression.

Pour se servir de cet instrument, on remplit d'abord de mercure le fond du vase en verre (*d*); ensuite, le robinet du tube de sortie étant ouvert, on remplit le reste jusqu'en haut avec le liquide à injection. Après cela, on replace le bouchon avec les deux tubes, et on ferme l'orifice en entonnoir du tube de verre vertical en y posant le pouce. On aura soin que l'extrémité inférieure de ce tube plonge au-dessous de la surface du mercure. Si, dans ces conditions, on verse du mercure dans l'ouver-

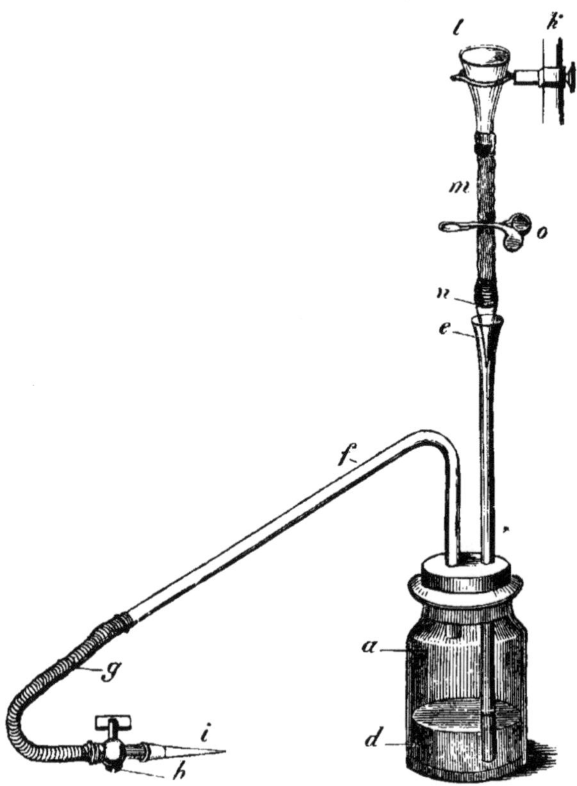

Fig. 56. Appareil à injection avec une colonne de mercure.

ture en entonnoir, le tube coudé se remplira aussitôt de liquide à injection qu'on verra affluer, sans présenter de bulles d'air, vers le petit tuyau métallique. On fermera alors le robinet et on fixera, avec précaution et solidement, l'extrémité du tube dans l'ouverture de la canule. En ouvrant le robinet pour la seconde fois, on verra le liquide colorant pénétrer dans l'organe, et la colonne mercurielle du tube vertical baissera rapidement. On fera remonter la colonne à telle hauteur qu'on voudra, en versant de nouvelles quantités de mercure, soit 20, 30, 40 millimètres. (Pour beaucoup d'organes, on porte cette élévation au double et à plus encore. Au moyen du robinet à compression, on règle facilement l'afflux du mercure, de manière à conserver toujours la même force de pression[1].) Lorsque enfin la colonne mercurielle cesse de baisser, on peut, selon les circonstances, arrêter l'injection ou bien passer avec précaution à une force de pression plus considérable.

Il n'est pas nécessaire de faire observer que les mélanges liquides froids conviennent parfaitement bien dans ce cas. Les solutions aqueuses de bleu de Prusse ou le mélange de Richardson sont les meilleurs. Cependant tout l'appareil ci-dessus décrit peut très-bien fonctionner, dans un vase de fer-blanc, à l'aide d'eau chaude, et servir à faire des injections avec des solutions de colle.

Nous allons passer au procédé le plus répandu, l'emploi de la seringue.

Les petites seringues à injection (fig. 57, 1), en melchior, qu'on se procure à des prix très-minimes, à Paris, chez Charrière ou chez Lüer, auxquelles on ajoute une demi-douzaine de canules de dimensions différentes (2, 3), suffisent largement et pourront servir pendant des années, si on les soigne d'une manière convenable. Il

1. S'il importe d'employer des forces de pression faibles et bien déterminées, on trouvera un grand avantage à couder quatre fois, et à angles droits, le tube à entonnoir, de manière qu'en dehors du vase il s'abaisse au-dessous du prolongement du niveau mercuriel, pour remonter ensuite, à peu près comme le fait un manomètre. (Mac-Gillavry.)

suffira de graisser, de temps en temps, le piston avec un peu de suif pour conserver un frottement doux et facile, ce qui est absolument nécessaire. On nettoiera aussi la seringue, toutes les fois qu'on s'en sera servi, avec de l'essence de térébenthine, avec de la colle chaude ou bien tout simplement avec de l'eau froide; cela étant fait, la seringue sera suspendue par l'anneau du piston, pour que l'eau puisse s'en échapper goutte à goutte. Arrive-t-il, après un long intervalle, que le caoutchouc du piston ne ferme plus exactement le tuyau? on démonte le piston pour le placer, une demi-journée ou même une journée entière, dans de l'eau. Un gonflement suffisant se sera opéré, puis le piston, étant imprégné de suif, sera de nouveau propre à fonctionner. Les préparations résineuses ont l'inconvénient d'exiger plus de temps pour le nettoyage de la seringue. Les canules aussi devront être nettoyées avec de l'eau toutes les fois qu'on s'en sera servi; ensuite, pour les sécher, on les placera sur un plateau chaud. On n'a aucune précaution à prendre pour conserver ouverts de

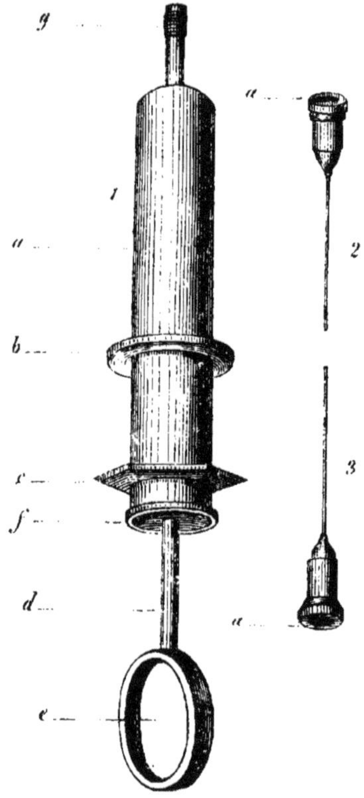

Fig. 57. Seringue à injection, 1. *a*, tube à rebords saillants, *b* et *c* (servant à maintenir), et couvercle mobile, *f*; *d*, piston avec son anneau *e*; *g*, orifice de la seringue, enveloppé d'un fil de soie. 2 et 3, canules très-fines.

petits tubes qui ont un calibre assez fort; mais il est bon d'introduire dans les tubes à calibre très-fin des fils d'argent bien minces, toutes les fois qu'on les aura nettoyés, attendu qu'en négligeant cette précaution, on s'expose à voir ces petits conduits bientôt bouchés, parce qu'ils se couvrent d'une rouille que tous les efforts possibles ne parviennent pas à enlever. L'observateur qui fait de fréquentes injections doit se procurer plusieurs de ces seringues. Lorsqu'on se propose de porter les injections dans une grande étendue de vaisseaux, il est utile d'en avoir une contenant à peu près le double des petites, attendu qu'il est désagréable d'être obligé d'enlever la seringue et de la rajuster une deuxième fois, ce qui souvent est pour les commençants l'occasion d'accidents fâcheux.

Les petites canules n'ont besoin d'aucune pièce latérale pour être maintenues; il suffit que le rebord en soit dentelé. Il est bon d'en avoir au moins une douzaine, lorsqu'on se livre à un travail continu; il vaudrait encore mieux en posséder davantage et de calibres très-variés, depuis celui d'environ 2 millimètres jusqu'à la capillarité la plus fine. Celles dont nous nous servons pour les calibres forts sont en melchior; les plus déliées sont en fer battu, ce qui en rend l'usage très-précaire.

Les autres accessoires consistent en fil de soie bien ciré de différentes sortes, en aiguilles courbées et droites, en paires de ciseaux fins et en petites pinces ordinaires. Il est commode aussi d'avoir à sa disposition de petites pinces à ligature pour des cas imprévus. Ces préparatifs et de l'eau froide suffisent lorsqu'il s'agit d'injections à mélanges liquides et froids. Quant aux injections à la colle, il faut avoir, en outre, une chaudière avec de l'eau chaude, un double bain froid, des capsules en cuivre profondes, remplies d'eau chaude qu'on maintient à une température élevée à l'aide de lampes à esprit-de-vin. On s'en sert pour y placer les vases avec la colle. Il ne faut jamais chauffer les mélanges de colle directement sur le feu.

Pour l'immersion d'organes ou de corps d'animaux qui doivent être injectés avec des matières liquides chaudes, on se sert avec avantage de petites caisses en fer-blanc, à parois divergentes ou munies d'un tuyau de décharge à robinet, et fixé tout près du fond du vase.

On choisit, en général, autant que possible, les parties fraîches d'un animal qui vient d'être tué. Nous nous sommes servi très-souvent de petits animaux encore chauds, immédiatement après la mort, qu'il est avantageux de déterminer par l'hémorrhagie; et nous avons ainsi obtenu d'excellents résultats, lorsque toutefois il ne s'agissait pas de l'injection chaude de parties musculaires sur lesquelles la rigidité cadavérique subite rend fréquemment tout travail impossible. Avant d'injecter des parties très-molles, il est bon de les placer, pendant une journée entière, dans de l'esprit-de-vin. De cette manière, nous sommes parvenu à injecter un grand nombre de rates, après avoir échoué en opérant immédiatement sur ces mêmes organes avec les plus grandes précautions. Dans l'injection des vaisseaux sanguins d'autres corps, on peut signaler, comme un très-grand inconvénient, la coagulation du sang, qui s'oppose souvent à toute réussite. Il est vrai qu'on a recommandé de pousser une colonne d'eau dans les vaisseaux avant de faire l'injection; ce procédé produit de bons résultats dans certaines circonstances. Mais ordinairement on se trouve bien vite en présence d'extravasations nombreuses, et on est obligé d'interrompre tout travail longtemps avant d'avoir terminé l'injection.

Il est, en général, très-difficile d'injecter les vaisseaux

de tissus pathologiques de formation nouvelle. L'extrême délicatesse des parois des vaisseaux occasionne facilement des ruptures. Souvent aussi on est obligé de placer des ligatures sur un grand nombre de ramifications latérales. Si des mélanges liquides froids et transparents doivent être employés, c'est certainement dans ce cas. On ne réussit dans bien des choses qu'avec de l'adresse et de la persévérance. Il est à regretter que cette partie ait été jusqu'à présent beaucoup trop négligée par ceux qui s'occupent d'anatomie pathologique.

Pour injecter des vaisseaux lymphatiques, ce qui n'est nullement possible pour tous les organes, il nous est souvent arrivé de plonger le cadavre dans l'eau pendant plusieurs heures, pensant obtenir ainsi une injection plus complète de ces vaisseaux. Lorsqu'on fait passer pendant quelque temps des colonnes d'eau dans les artères d'un organe dont on voudrait injecter les vaisseaux lymphatiques, on a souvent la satisfaction d'apercevoir ces vaisseaux tout remplis. Il est une autre méthode tout aussi avantageuse. L'animal étant tué par un coup sur la tête ou par strangulation, nous ouvrions, en ménageant les vaisseaux sanguins, la cavité thoracique, et nous liions le canal thoracique tout à fait en haut. Cette première opération terminée, nous abandonnions le cadavre, pendant l'espace de 2 à 6 heures. Lorsque, ensuite, nous cherchions à voir les vaisseaux lymphatiques, nous les trouvions la plupart du temps très-remplis et dilatés. On peut essayer d'obtenir des vaisseaux lymphatiques fermes et dilatés, en pratiquant une ligature autour des conduits excréteurs ou autour des veines, dans les organes glandulaires d'un gros volume, chez des animaux vivants. On choisira, autant que possible, des parties fraîches, quand il s'agira d'injecter les conduits glandulaires.

L'injection peut être commencée immédiatement, ou

bien on fait passer d'abord dans les vaisseaux des colonnes d'eau, en prenant pour point de départ l'artère, et en comprimant légèrement la veine, ce qui fait très-bien ressortir la direction des vaisseaux, et enlève, en même temps, les sécrétions qui s'y trouvaient amassées. Cette opération exige toujours de grands soins.

Lorsqu'on est à la recherche d'une artère ou d'une veine, il faut éviter toute section inutile, attendu qu'on est exposé à léser de petits rameaux, et qu'on peut se voir ensuite obligé, soit à lier le vaisseau, soit à employer la pince à ligature. En ce cas, il y a une interruption fâcheuse dans la marche de l'injection.

En ouvrant un vaisseau, ce qui doit être effectué de préférence sous l'eau, on se gardera, avec un soin extrême, de faire une incision trop grande; il importe surtout de ne point pratiquer sur de petites artères des incisions obliques, attendu que, en introduisant ensuite la canule, on pourrait complétement arracher le vaisseau.

Avec la section faite sous l'eau, on empêche en grande partie l'introduction de l'air dans les vaisseaux, ce qu'on doit surtout tâcher d'éviter quand on injecte. Il n'y a un peu d'air que dans le petit tube qu'il faut introduire; mais il est possible de le soustraire à cet inconvénient en y faisant passer un courant d'eau. Le tube étant rempli d'eau au lieu d'air, on l'entre alors dans la canule. C'est là une précaution qui, comme tant d'autres, semble n'avoir aucune importance, quoiqu'elle rende de grands services. On aura soin, pour cette même raison, de conserver dans l'eau la partie de la seringue appelée orifice, et qui sera plus tard ajustée à l'ouverture de la canule.

Lorsque la canule aura été heureusement introduite dans un vaisseau, la première chose à faire, c'est de la fixer solidement en la liant avec du fil de soie bien ciré. Cette opération n'est pas difficile : il suffit, en effet, de saisir le fil avec une pince et de le passer en dessous du vaisseau, ou bien de l'enfiler dans une aiguille pour le tourner autour du vaisseau. Quand il s'agit de gros vaisseaux, la canule doit être fortement fixée; la ligature des petits demande plus de précautions, et celle des branches embryonnaires exige les plus grands ménagements. Si la canule est pourvue d'un sillon circulaire (toutes les canules d'une certaine dimension devraient en avoir), c'est à cet endroit qu'on fera la ligature. Si le sillon manque, on apportera plus de précaution à la ligature, afin d'empêcher la canule de s'échapper. C'est ici que la main exercée d'un aide qui place un doigt devant l'ouverture de la canule est très-utile, en permettant de ne pas enfoncer plus avant le tube dans le vaisseau.

On suit exactement le même procédé pour fixer la canule dans les vaisseaux ganglionnaires. Les vaisseaux lymphatiques exigent beaucoup plus de précautions. On comprend aisément qu'on aura à faire des injections dans la direction d'orifices valvulaires. Il est vrai que, dans certaines circonstances, la résistance qu'ils offrent peut être heureusement surmontée. Toutefois il ne faudrait essayer d'injecter ces parties, à l'aide d'un tel procédé, que dans quelques cas particuliers. C'est ainsi que nous avons réussi, il y a quelques années, à injecter des ganglions lymphatiques en prenant pour point de départ le canal afférent.

Quoique des vaisseaux lymphatiques se présentent souvent bien remplis et semblent encourager à les injecter, on n'est pas encore sûr de la réussite, surtout lorsqu'il s'agit de vaisseaux d'un faible calibre. Quand on incise le vaisseau, le liquide incolore qu'il contient s'écoule, et tout devient presque méconnaissable. Parfois on se donne beaucoup de peine pour introduire la canule dans l'incision qui vient d'être faite; une tentative succède à une autre sans résultat; enfin, une circonstance heureuse permet d'atteindre le but tant désiré. Pour réussir dans ce genre d'opération, il est bon de s'armer de patience et de sang-froid.

Si l'on se propose d'injecter les réseaux lymphatiques très-fins de l'intérieur d'un organe, le moyen le plus avantageux paraît être celui de Hyrtl et de Teichmann, qui consiste à pratiquer des piqûres. Hyrtl, en partant d'un vaisseau sanguin béant, fait une piqûre dans le tissu avoisinant, avec l'intention d'y léser des vaisseaux lymphatiques, et injecte ainsi, dans les cas favorables, le vaisseau sanguin et les canaux lymphatiques. Après cela, on pique de nouveau et directement le tissu, dans l'intention de découvrir d'autres réseaux lymphatiques et d'arriver ainsi à atteindre et à injecter des réseaux plus considérables.

On peut obtenir ce résultat de deux manières. Lorsque les canules ne sont pas très-fines, on passe une aiguille par l'ouverture du tube préalablement introduit dans le vaisseau légèrement ouvert; la pointe de l'aiguille étant alors poussée en avant, on fait suivre la canule, et une fois la profondeur voulue atteinte, on retire l'aiguille.

Lorsque nous devons opérer sur des vaisseaux à parois très-minces, nous réussissons plus complétement en suivant un autre procédé. On fait une légère piqûre à l'aide d'une aiguille à cataracte, ou bien avec la pointe de ciseaux très-fins, préalablement trempés dans le mélange à injection. On passe ensuite la petite canule dans la piqûre bien reconnaissable à la matière colorante qui y est déposée; puis, en exécutant, avec précaution et lenteur, des mouvements légers de rotation, on la glisse plus avant dans le vaisseau. Avec de la patience et une habitude suffisante de ce procédé, on arrive à injecter des réseaux lymphatiques même dans des parties où cela deviendrait impossible par la méthode précédente. Toutefois, ce procédé sera toujours d'nne exécution difficile; ainsi, par exemple, lorsqu'on opère sur l'intestin grêle d'un cabiai, on sera exposé à perforer la membrane muqueuse par le moindre mouvement mal dirigé de la petite canule qu'on essaye de faire glisser le long de la couche sous-muqueuse. Il survient presque toujours des accidents, jusqu'à ce qu'enfin une chance favorable fasse réussir une injection. Quiconque désire se livrer à des expériences de ce genre doit s'exercer, d'abord, sur des parties faciles à injecter, et il y en a heureusement beaucoup. On peut injecter, et cela sans peine, l'appendice vermiculaire du lapin, l'intestin grêle du mouton, le testicule du veau, les glandes de Peyer du même animal, et passer ensuite, peu à peu, à des organes plus difficiles. Dans beaucoup de cas, il est parfaitement inutile de fixer la canule en la liant, attendu qu'on réussit mieux à la comprimer avec les doigts ou avec une pince à ligature. Si on veut lier la canule, il est bon de se servir d'une aiguille fine, et d'apporter les plus grandes précautions en serrant le nœud, faute de quoi, on serait exposé à percer le vaisseau avec la pointe de la canule. Des ponctions trop fortes donnent lieu à des ouvertures qui peuvent laisser transsuder le mélange à injection. — Teichmann, qui a acquis dans cette partie une très-grande expérience, dit, avec raison, que le succès ne peut pas être assuré par toutes les piqûres, mais seulement par celle faite dans la partie où l'on présume devoir rencontrer des vaisseaux lymphatiques très-fins. Si le liquide extravasé au commencement de l'injection est peu abondant, on réussit généralement. Mais si, au contraire, la quantité du liquide extravasé est grande et va en augmentant, il faut interrompre l'opération et la considérer comme manquée. La seringue demande à être dirigée avec infiniment de précaution, surtout au commencement de l'injection.

Nous nous sommes écarté un moment du procédé que nous voulions indiquer. Lorsque la canule est solidement fixée, on remplit complétement la seringue, en la plaçant sous la nappe du liquide à injection, et, pendant qu'on tient et qu'on élève un peu la canule avec l'index et le médius de la main gauche, on y introduit, aussi profondément que possible, l'embouchure de la seringue, qu'on supporte avec les phalanges moyennes du doigt indicateur et du médius de la main droite, tandis que le pouce se pose dans l'anneau de la seringue. Il est important que l'avant-bras soit appuyé sur la table et n'éprouve aucune gêne.

Pendant que deux doigts de la main gauche soutiennent la canule, et trois de la main droite la seringue, on fait pénétrer le mélange à injection lentement et, autant que possible, sans interruption. Il faut éviter tout mouvement maladroit, saccadé, surtout vers la fin de l'opération. Lorsque celle-ci réussit, on voit le mélange coloré s'avancer dans le système des vaisseaux; on remarque également comment, sur certains points, les réseaux capillaires se remplissent et s'étendent de plus en plus vers la périphérie jusqu'au moment de leur réunion. La pression faite avec le doigt sur le piston doit augmenter graduellement et avec lenteur. S'il est nécessaire de remplir, une ou plusieurs fois, la seringue, on la sort de la canule sans attendre qu'elle soit entièrement vide; on bouche la canule avec le pouce de la main gauche, et on se sert de la main droite pour remplir la seringue, ou bien on confie ce soin à un aide. Si on possède plusieurs seringues avec des embouchures d'égale dimension, il est avantageux, lorsqu'on se sert de mélanges froids pour injecter de gros organes, de les remplir avant de procéder à l'opération, et de les poser à côté de soi, afin de remplacer une seringue vide par une autre qui est pleine.

Lorsque l'injection sera terminée, on fera bien de lier

les vaisseaux qui pourraient donner lieu à un écoulement. On ajustera à l'ouverture de la canule un bouchon en liége, et, mieux encore, un bouchon en métal, ou bien le petit tube terminal, muni du robinet dont il a été question ci-dessus. Cela fait, on place une ligature autour du vaisseau, à quelque distance de la canule, puis on enlève la ligature fixant la canule qu'on retire.

Avec un peu d'adresse, on acquiert promptement la pratique de ce genre d'opération; mais il est souvent difficile de bien préciser le moment où on doit arrêter l'injection. Celui qui commence se trompera facilement, et le plus expérimenté comptera lui-même des jours d'insuccès. Tout en procédant très-bien, on peut ne pas aller assez loin, et alors l'injection ne remplit pas suffisamment les vaisseaux; quelquefois aussi elle ne pénètre que dans certaines parties d'une petite étendue et ne se montre pas dans des réseaux capillaires un peu fins. Par contre, une injection poussée trop loin occasionne des extravasations et ne fournit, en définitive, qu'une préparation dont on ne peut pas se servir. En général, lorsqu'on voit se former un grand nombre d'extravasations, fussent-elles même extrêmement faibles au commencement, il est bon de s'arrêter, si l'on veut éviter de leur voir prendre des proportions effrayantes. Il est aisé de comprendre que la sortie un peu considérable du mélange à injection exige une interruption momentanée pour sauver ou conserver ce qu'on peut. Si on emploie les mélanges froids de Beale, on verra, vers la fin de l'injection, le liquide tout incolore refoulé à travers les parois des capillaires et des enveloppes de l'organe, apparaître à la surface sous la forme de gouttelettes graisseuses et brillantes. Il sera temps alors de s'arrêter, ce serait, en effet, interrompre trop tôt l'injection, si on le faisait auparavant.

Une injection simple est tout naturellement plus facile

qu'une injection double, d'abord à cause de l'ensemble de l'opération, ensuite, parce que, en partant d'un réseau, si l'on commence par une veine, on est obligé de ne pas trop injecter, afin de conserver à la seconde injection la possibilité de se réunir à la première dans les réseaux capillaires. Pour injecter des artères et des veines, il est avantageux de se servir, autant que possible, de substances qui, en se rencontrant, donnent lieu à un mélange agréable de teintes, par exemple, de bleu de Prusse et de carmin, de bleu de Prusse et de couleur blanche, tandis que le jaune et le vert flattent moins l'œil. En général, on doit employer de préférence les mélanges qui se liquéfient par la chaleur et se coagulent par le froid. On laisse aussi, lorsqu'il s'agit d'injections à la colle, un intervalle entre la première et la seconde opération, afin que la matière injectée la première puisse acquérir un peu de consistance. Dans le plus grand nombre de cas, on doit d'abord injecter la veine et la fermer ensuite par une ligature. Après cela, on injectera l'artère avec ses systèmes de ramifications, ce qui offre plus de résistance.

Si on se propose d'injecter, en outre, des vaisseaux sanguins, les réseaux des vaisseaux lymphatiques, ou canaux d'un organe glandulaire, on commence par le système sanguin et on passe ensuite au système lymphatique ; mais on peut également débuter par le système lymphatique et terminer par le système sanguin. En cherchant à injecter des réseaux lymphatiques à l'aide de la ponction, on doit éviter, le plus possible, de léser les vaisseaux sanguins qui sont remplis du liquide à injection.

Pour pratiquer des injections dans des trajets glandulaires ou dans des réseaux lymphatiques, on préfère, comme nous avons déjà eu l'occasion de le faire observer, les mélanges transparents et froids. Ils pénètrent, avec une très-grande facilité, dans tous les trajets et ménagent les tissus.

Quoique les règles que nous venons de tracer soient loin de suffire et que chaque organe exige parfois des modifications particulières qu'on n'apprend que par l'expérience, nous avons cependant lieu de croire qu'elles seront très-utiles au commençant.

Quand l'injection d'une partie a bien réussi, on se demande ensuite : Que reste-t-il à faire maintenant, pour qu'elle soit propre aux recherches ?

Les injections chaudes ne se coagulent qu'au bout d'un certain temps. Il faut au moins une heure pour figer les injections à la colle; celles qui sont résineuses sont plus longues à se refroidir. Les mélanges froids de Beale fournissent des objets très-favorables à l'examen; l'injection éthérée de Hyrtl permet d'utiliser un organe au bout d'un quart d'heure.

Après avoir introduit le mélange dans une partie isolée, on placera l'organe injecté dans de l'esprit-de-vin ordinaire; mais il faut préalablement laver la surface extérieure avec de l'eau. S'il s'agit d'injections de groupes d'organes et de parties entières provenant du corps de petits animaux, on les plongera également pendant plusieurs heures dans de l'alcool, puis on pourra les diviser. Lorsqu'on injecte les vaisseaux d'un canal intestinal avec un mélange qui se fige, par exemple, avec une solution de colle, on laisse l'intestin intact aussi longtemps que la matière injectée reste liquide (ce qu'on reconnaît facilement en y posant le doigt); la coagulation une fois obtenue, on ouvre l'intestin et on le nettoie. Lorsque nous injections les trajets lymphatiques d'une portion du canal intestinal, nous y faisions passer, sans l'inciser, un cours d'eau pour le nettoyer; puis nous placions cette préparation, pendant un ou plusieurs jours, dans de l'esprit-de-vin. De gros organes déposés dans l'alcool, tels que le rein ou la rate d'un de nos ruminants, doivent être divisés au plus tard le jour suivant, si on veut éviter l'induration à la surface et la décomposition à l'intérieur. On peut aussi, dans des circonstances particulières, se servir de l'acide chrômique pour y faire séjourner des préparations, attendu que le bleu de Prusse s'y conserve très-bien; toutefois on sera très-rarement dans le cas de renoncer à l'alcool. Nous plaçons de même, et presque sans exception, tous les organes injectés avec les mélanges de Beale dans de l'alcool, afin d'obtenir ainsi le durcissement nécessaire.

Quand on est arrivé, au bout de quelques jours, à la consistance voulue, on peut procéder à l'étude de la préparation en suivant les méthodes que nous avons indiquées. On fait de petites coupes horizontales et verticales; puis, avant de les étudier, on les nettoie pour enlever les parcelles des matières colorantes qui s'y trouvent attachées, soit avec de l'eau, soit en se servant, ce qui paraît être préférable, d'un pinceau. Après les avoir examinées au microscope, on pourra, si on le désire, les conserver en leur faisant subir de nouvelles préparations, appropriées aux circonstances.

La méthode dessiccative, qui est la plus ancienne, est bonne, surtout lorsqu'il s'agit d'examens faits à la lumière directe. Il vaudrait cependant mieux conserver les préparations dans le baume de Canada, ainsi que nous le dirons dans le chapitre suivant.

De nos jours, on se sert, de plus en plus, pour les préparations histologiques, de la glycérine comme liquide conservateur des parties fraîches et à l'état naturel. Toutefois la glycérine a un très-grand inconvénient: elle ne conserve que pendant un temps relativement très-court.

Quant aux conservations de longue durée, on ne les obtient qu'avec l'alcool, plus ou moins fort, suivant la nature des objets.

CHAPITRE X.

Manière de faire les préparations microscopiques. Collection desdites préparations.

Le lecteur aura pu se convaincre, dans les chapitres précédents, qu'il n'est pas toujours très-simple, ni très-facile de réussir dans la préparation des objets microscopiques, même en faisant abstraction des difficultés particulières que présentent certaines productions pathologiques, ainsi que les développements embryonnaires. On conçoit, dès lors, combien il est désirable de conserver, le plus longtemps possible, des objets qu'on n'est parvenu à se procurer qu'avec beaucoup de peine, à moins d'être favorisé par des circonstances toutes spéciales. Aussi voyons-nous que les efforts tentés pour atteindre ce but datent des premiers travaux microscopiques.

Du reste, une collection de ce genre a la même importance qu'une collection quelconque, ayant pour objet l'étude des autres branches des sciences naturelles.

Les premiers essais de conservation des pièces solides, des parties injectées et séchées, etc., étaient fort grossiers; mais bientôt les savants découvrirent des méthodes de plus en plus perfectionnées; de sorte que le chapitre qui va être consacré aux objets microscopiques aura un grand intérêt. Toutefois, si on a déjà réussi à obtenir beaucoup de bons résultats en ce genre, ce qui reste à acquérir et à perfectionner est bien plus considérable encore; car on peut dire que le plus grand nombre de nos moyens actuels de conservation n'ont jamais varié.

Sans doute, lorsqu'il s'agit d'avoir à sa disposition une

partie animale dont on puisse, dans des circonstances données, se servir pour faire une préparation utile, l'esprit-de-vin ordinaire suffit le plus souvent à sa conservation.

Des glandes durcies, des intestins, des portions de centres nerveux, des tumeurs, des organes injectés avec des solutions de colle ou des mélanges préparés à froid (comme nous les avons décrits dans le chapitre précédent), des embryons, se conservent très-bien ainsi, dans des bocaux hermétiquement fermés, pendant des années entières et fournissent à un professeur des moyens d'enseignement du plus grand prix.

Mais la chose est loin d'être aussi simple dans le plus grand nombre de cas, surtout quand on se propose d'avoir une préparation microscopique déterminée. Il faut alors recourir à des procédés particuliers.

Des objets solides, notamment ceux qui sont transparents, comme les enveloppes des diatomées, les lames osseuses, l'émail des dents, les cristaux, se conservent de la manière la plus facile. Il suffit de les placer sur un porte-objet et de les couvrir avec une lamelle de verre qu'on fixe. Plusieurs substances conviennent à cet effet: une solution épaisse de gomme arabique, à laquelle on peut mêler avantageusement de l'amidon pulvérisé, de la cire, des matières résineuses épaisses, du baume de Canada. Pour protéger la lamelle, qui est très-fragile, on couvre un peu plus tard le tout avec une bande de papier de couleur dont un morceau aura été enlevé au milieu avec un emporte-pièce. Lorsque l'on emploie une assez grande quantité de ces bandes, il est commode d'en avoir une provision lithographiée et gommée à la face postérieure, on économise ainsi beaucoup de temps. La bande supérieure sera un peu plus grande que le porte-objet pour pouvoir se rabattre sur les bords; celle destinée à la face opposée exige une dimension moins grande. On acquiert bien vite la pratique nécessaire pour habiller convenablement le porte-objet.

Il faut toujours avoir soin de peu humecter la face gommée, afin d'éviter tout afflux de liquide vers le champ visuel au moment où l'on exerce une pression sur la lame de verre. Beaucoup de préparations de ce genre qui se trouvent dans le commerce, comme celles qu'on peut se procurer dans la maison Bourgogne, à Paris, par exemple, ou dans l'institut microscopique de Wabern, sont de parfaits modèles.

Nous avons déjà fait observer que le nombre d'objets transparents qui permettent l'emploi de ce procédé si simple, est extrêmement restreint. La plupart exigent, pour être bien distingués, lorsque la conservation doit être faite à sec, qu'on les place dans une substance à forte réfraction, telle qu'une matière résineuse graduellement durcie. Aucune substance de ce genre ne l'emporte en pareille occasion sur le baume de Canada, qui suffit à tous les besoins. D'autres résines, comme la gomme-copal, le mastic, peuvent être considérées comme superflues. Elles ne sont employées qu'à titre d'essai et de loin en loin.

On trouve, dans le commerce, plusieurs sortes de baume de Canada. Celui de bonne qualité se présente sous la forme d'un fluide épais, presque incolore et d'une transparence parfaite. Afin de s'opposer, autant que possible, au durcissement occasionné par l'action de l'air, on renferme le baume de Canada dans des bouteilles à large goulot fermées à l'émeri. Si cependant le baume se durcissait à la longue, il suffirait, pour lui redonner de la fluidité, d'y ajouter, après l'avoir modérément chauffé, de l'essence de térébenthine, ou bien un peu de chloroforme; c'est là, du moins, le moyen que nous préférons.

Il est important que la pièce qu'on veut conserver soit

parfaitement sèche avant d'être mise dans le baume de Canada. Le plus souvent on procède donc à une dessiccation préalable. On peut recourir, à cet effet, à la chaleur d'un bain-marie, ou bien exposer la préparation à l'action desséchante de l'acide sulfurique ou du chlorure de chaux. Après cela, bon nombre d'objets peuvent être encore plongés pendant quelques minutes dans l'essence de térébenthine. S'il y a de l'air à l'intérieur de la pièce qui est destinée à être conservée dans le baume, quelques minutes d'immersion dans l'essence de térébenthine ne suffisent plus ; il faudra un temps plus long et quelquefois même on se verra obligé de chauffer l'essence.

Voici comment on procédera à l'immersion dans le baume de l'objet dont on désire assurer la conservation : après avoir bien essuyé la lame de verre, ou porte-objet, on l'expose toute sèche à la chaleur d'une lampe à l'esprit-de-vin, pour la chauffer modérément ; car il faut éviter avec soin une température élevée. On prend ensuite, avec la pointe d'une baguette de verre, une goutte de baume de Canada qu'on dépose sur la lame. Le baume s'étend, et, dans les circonstances heureuses, forme une masse homogène, sans bulles d'air. S'il en restait (et il s'en forme un nombre considérable quand le baume se trouve sur une lame trop chauffée), on les touche avec la pointe d'une aiguille chaude pour les faire éclater, ou bien on les attire, à l'aide d'une aiguille froide, jusqu'au bord de la goutte de baume. Après cela, on y place l'objet à conserver; puis on saisit, pour la seconde fois, la tige de verre garnie de baume pour en étendre une couche très-mince sur la face supérieure de l'objet. En agissant avec promptitude, ou bien en chauffant légèrement, on verra bientôt le baume ajouté en dernier lieu s'unir à celui placé d'abord sur le porte-objet. On prend ensuite, à l'aide d'une pince, la lamelle couvre-objet qu'on a eu soin de nettoyer et de chauffer légèrement, et on la laisse tomber sur l'objet recouvert de baume, en ayant soin de commencer par appuyer le bord opposé à celui saisi avec la pince sur le porte-objet. On abaissera peu à peu la lamelle qui avait au commencement une position inclinée, jusqu'à ce qu'elle couvre le tout horizontalement. On peut encore à ce moment chasser quelques bulles d'air isolées au delà des bords de la lamelle, en soulevant avec précaution un côté de celle-ci, pourvu, toutefois, que l'objet introduit dans le baume soit capable de supporter une certaine pression. Arrivé à ce point, on examine la préparation à l'aide d'un grossissement faible. Si on découvre encore quelques bulles d'air, ce qu'on aura de mieux à faire sera de placer l'objet couvert d'une cloche sur un support chauffé (en hiver, de préférence, sur un poêle en faïence), et de l'y laisser pendant des heures entières; on donne ainsi, en même temps, de la consistance au baume de Canada. Ce dernier procédé pourra être également employé avec avantage dans d'autres circonstances.

Si la quantité de baume de Canada a été trop grande, on cherche à en diriger une partie vers les bords du couvre-objet, ou bien même on la laisse s'écouler au delà. Quand le baume sera durci, on enlèvera le superflu avec la lame d'un couteau; puis on nettoiera la surface du verre avec un morceau de linge trempé dans de l'essence de térébenthine ou dans de la benzine.

Le durcissement du baume enveloppant l'objet ne s'opère que très-lentement à l'intérieur. Souvent il est dur à la circonférence depuis des jours et des semaines, tandis qu'il est encore fluide au centre; une manœuvre maladroite pourrait, dans ce cas, faire glisser le couvre-objet et détruire la préparation.

On a quelquefois du baume de Canada qui, au commencement, possède une assez grande fluidité. Dans cet état, on peut se dispenser de faire chauffer la lame de verre, ce qui est toujours une économie de temps. En vue d'obtenir une dessiccation plus prompte, on devrait toujours placer les préparations, pendant quelque temps, sur des objets faiblement chauffés, comme, par exemple, sur un poêle de faïence.

Tandis que, le plus habituellement, il importe d'éviter les bulles d'air qui se produisent dans les préparations avec le baume, il est, au contraire, des objets où la présence de l'air dans les canaux les plus déliés devient d'une haute importance pour reconnaître certaines dispositions particulières de structure ; alors on cherche à conserver ces mêmes bulles d'air. Si nous plaçons, par exemple, la section mince d'un os soit directement, soit au sortir de l'essence de térébenthine, dans du baume fluide de Canada, on verra le liquide conservateur remplir peu à peu les canalicules calcaires et les corpuscules osseux, puis expulser en même temps l'air qu'il rencontre sur son passage. Mais les ramifications des corpuscules osseux et les canalicules calcaires ne se montrent distinctement que quand l'air les pénètre partout; ce n'est qu'à cette condition que l'os entier développe la beauté particulière de son tissu.

Dans ce cas, l'objet doit être déposé dans du baume aussi épais que possible et porté à une température élevée. On atteindra ce but en mettant le baume dans un vase non fermé, mais couvert d'une cloche et placé ensuite sur un objet chauffé, afin de le rendre plus compacte et solide. Il est à peine nécessaire de faire observer que, en procédant ainsi à l'opération d'une manière directe, il convient de chauffer fortement le baume, le porte-objet et la lamelle; on se passera de l'immersion préalable dans l'essence de térébenthine.

Les recherches histologiques exigent souvent la préparation dans le baume d'objets minces et délicats qu'on voit avec regret se plisser et enfin se briser. Il est utile, en pareille circonstance, de recourir à une solution de baume de Canada dans l'éther ou le chloroforme qu'on a eu soin de faire passer à travers un papier à filtrer; il sera facile de rendre cette solution plus ou moins fluide, suivant les besoins. A l'aide d'un pinceau, ou d'une tige en verre, on dépose, goutte à goutte, un peu de cette solution froide sur la lame de verre; on y place l'objet en imbibant les surfaces libres et on le couvre. Il s'introduit ordinairement, par suite de l'évaporation de l'éther ou du chloroforme, un peu d'air entre la lame et la lamelle. En inclinant le porte-objet, on ajoute encore quelques gouttes de solution jusqu'à ce que tout l'objet soit enfin bien enveloppé. Ce procédé, qui peut également être mis en usage pour des substances plus compactes, est aussi commode que propre.

Mais comment fera-t-on pour conserver dans le baume de Canada des parties molles, gorgées de liquides et telles que les masses principales de notre corps les offrent à la vue? Et comment, en outre, traitera-t-on les préparations injectées?

Il est évident qu'on ne réussira que par des voies indirectes. On cherchera d'abord à débarrasser ces préparations de l'eau qu'elles contiennent, en y faisant pénétrer un fluide capable de former un mélange avec elle; puis ce premier fluide sera remplacé par un autre, et ainsi de suite jusqu'au moment où le baume de Canada pourra pénétrer seul en dernier et y rester.

Supposons que nous ayons une coupe fort mince de la moelle épinière, du rein ou de la rate, préalablement injectée avec du carmin ou toute autre matière; une coupe d'intestin dont les vaisseaux sanguins ou les vaisseaux lymphatiques ont été également injectés; une coupe de cerveau ou d'une glande lymphatique, etc., et que nous désirions conserver ces parties à sec, c'est-à-dire privées d'eau; mais en évitant les contractions occasionnées par la dessiccation simple, qui ferait de la préparation une caricature dans les cas heureux et la changerait en hiéroglyphe dans des circonstances moins favorables. On devra placer l'objet, pendant une demi-journée et même pendant une journée entière, dans de l'alcool très-fort, ou, ce qui est préférable, dans l'alcool absolu.

En sortant l'objet de l'alcool absolu, on le plonge pendant une demi-heure dans de l'alcool méthylique très-concentré (toutefois cette dernière partie du procédé n'est pas indispensable). On élimine ainsi l'eau qui est remplacée par l'alcool. On retire la préparation de l'alcool méthylique; on la reçoit sur un filtre et on la dépose dans l'essence de térébenthine au moment même de l'évaporation. Les petites fioles ou auges en verre dont il a été question ci-dessus sont très-commodes pour cette opération. Au bout de quelques heures, tout l'alcool méthylique est chassé par la térébenthine, et l'objet se trouve en état d'être mis dans une solution au chloroforme de baume de Canada. Lorsqu'on possède bien la pratique de cette méthode, on parvient à faire d'excellentes préparations. C'est à ce degré, en général, qu'il faut sécher toutes les parties injectées avant de les enfermer dans le baume. On réussit à conserver ainsi beaucoup de détails histologiques, même l'épithélium cylindrique et d'autres cellules fort délicates qu'on peut très-bien voir et rendre plus distinctes encore, à l'aide d'une coloration soignée par le carmin ou le bleu. Toutes les couleurs transparentes, combinées avec la colle, se conservent parfaitement; nous conseillerons cependant d'ajouter une goutte de vinaigre à l'alcool employé à chasser l'eau dans les parties injectées avec le bleu de Prusse.

Deux autres précautions légères méritent également

d'être signalées. Il est aisé de transporter des préparations très-fines et très-délicates de l'alcool ordinaire dans de l'alcool méthylique. Comme une certaine dessiccation de l'objet est désirable avant qu'il soit mis dans l'essence de térébenthine, attendu que la transparence, signe de la pénétration complète, se trouve hâtée par ce procédé, il sera opportun de placer cet objet imprégné légèrement encore d'alcool méthylique sur un morceau de papier à filtrer et de le plonger dans la térébenthine au moment de l'évaporation de l'alcool. L'objet se détache facilement du papier, en l'agitant légèrement dans l'essence. Si on craint de voir la préparation se contracter ou se courber dans l'essence, on peut placer par-dessus une plaque de verre de la même grandeur que le fond de l'auge, ou bien on fixera légèrement l'objet avec un fil, entre deux lamelles de verre, pour le déposer ainsi maintenu dans la térébenthine.

Nous avons indiqué au lecteur tous les détails de ce procédé fort important. En ceci, comme partout, la propreté doit être excessive; il est également indispensable de ne se servir que de liquides filtrés.

Mais la conservation de parties maintenues à l'état humide fournit surtout la représentation complète de l'état naturel des parties du corps; elle permet de reconnaître les rapports des textures les plus délicates, les cellules pâles et les fibrilles, etc., et quand il s'agit de faire une collection histologique, on ne devrait jamais manquer d'employer ce moyen. Lors même qu'il est possible de se procurer d'excellents objets à sec, les parties conservées à l'état humide peuvent encore servir à établir des comparaisons instructives.

Nous ne possédons actuellement aucun liquide supérieur à la glycérine, pour conserver les parties molles des animaux. Sa grande puissance de réfraction, sa propriété d'entrer en combinaison avec l'eau, celle d'attirer l'humidité de l'atmosphère, sont des avantages hors ligne quand il s'agit de la conservation de tissus frais. On peut dire, avec raison, que la glycérine est relativement aux parties molles ce que le baume de Canada est par rapport aux parties sèches.

On peut se servir de glycérine commune pour la préparation d'objets destinés seulement à une expérience ou bien pour en nettoyer d'autres à l'aide d'un pinceau, etc.; mais il n'en sera pas de même si on désire conserver longtemps les objets. Dans ce dernier cas, il est indispensable que la glycérine soit d'une entière pureté, dépourvue d'eau autant que possible, et ne contenant point de plomb. A l'état pur et sans mélange, la glycérine donne de la transparence, et parfois cette transparence devient trop forte au bout de quelque temps. C'est pourquoi il sera bon d'ajouter à la glycérine environ partie égale (plus ou moins suivant les circonstances) d'eau distillée ou camphrée.

Il est très-avantageux, presque indispensable même, de placer, pendant quelques jours, les objets destinés à la conservation dans un petit vase contenant de la glycérine pure ou un mélange de glycérine et d'eau, pour les laver, les rapproprier; cette opération nous fait aussi connaître le degré de transparence obtenu.

On enfermera ensuite l'objet, en suivant le procédé habituel, c'est-à-dire au moyen d'un ciment dont il sera question plus loin. L'excédant de glycérine qui s'échappe par les bords du couvre-objet s'enlève avec une pipette à pointe déliée, puis on essuie avec un linge fin imbibé d'alcool.

En se servant de glycérine, il n'est nullement nécessaire de se hâter de clore la lamelle avec le ciment. On a tout le temps de réunir un certain nombre d'objets, avant de procéder à la fermeture définitive.

Dans beaucoup de cas, nous avons trouvé avantageux d'ajouter deux gouttes d'acide chlorhydrique par 60 grammes de glycérine. Les objets injectés au carmin ou au bleu de Prusse exigent absolument cette addition, si on veut éviter que ces couleurs ne pâlissent ou ne disparaissent tout à fait. L'acide acétique remplit le même but, peut-être même est-il préférable.

Si la glycérine entre dans beaucoup de mélanges, par contre on y ajoute aussi différentes substances, afin d'obtenir, par ce moyen, des fluides composés et très-propres à la conservation des objets.

On peut, par exemple, combiner avec la glycérine la gélatine, la gomme arabique, etc.

Deane recommande le mélange suivant : 120 grammes de glycérine, 60 grammes d'eau distillée, et 30 grammes de gélatine. On fait d'abord dissoudre la gélatine dans l'eau, et on y ajoute ensuite la glycérine. Nous n'avons jamais fait usage de glycérine unie au tanin.

Beale, de son côté, parle avantageusement d'une combinaison de glycérine et de colle. On trempe une partie de colle très-pure dans l'eau. Lorsqu'on la trouve suffisamment gonflée, on la place dans un vase en verre et on la dissout au bain-marie. On ajoute à cette solution partie égale de glycérine, et on filtre le tout dans une flanelle. Ce mélange se conserve très-bien ; on ne le chauffe que faiblement avant de s'en servir.

Farrants emploie un mélange bien autrement compliqué, qui consiste en parties égales de gomme arabique, de glycérine et d'une solution aqueuse et saturée d'acide arsénieux. On se sert de ce mélange de la même manière que du baume de Canada. Mais si la glycérine est regardée, de nos jours, comme le fluide conservateur le plus important, si elle répond à tous les besoins dans le plus grand nombre de cas où il s'agit de conserver des parties animales, ne croyez pas, cependant, pouvoir tout conserver avec succès dans la glycérine. Des parties fraîches, délicates, riches en eau, telles que des globules sanguins, des cellules ganglionnaires, perdent bien vite une portion de l'eau qu'ils contiennent et sont défigurées. La grande puissance de réfraction de la glycérine, qui paraît être si précieuse pour les tissus solides, constitue un véritable inconvénient pour les parties transparentes.

Outre la glycérine, une foule de liquides ont été essayés et recommandés comme moyens de conservation; on pourra en faire usage dans quelques cas particuliers. Toutefois, il est prudent de n'avoir pas dans ces recommandations une confiance absolue. Il sera bon, au contraire, de les éprouver en plaçant une série d'objets dans les liquides de composition différente, afin de ne conserver, en définitive, que les meilleurs.

Le liquide qui porte le nom de Goadby (*the conserving liquor* des Anglais), jouit d'une certaine réputation:

Il consiste en :

Sel de cuisine. . . .	120 grammes,
Alun.	60 —
Sublimé.	20 centigrammes,
Eau bouillante . . .	2 $^1/_3$ litres.

Cette composition, qui a rapporté à son auteur des sommes considérables, n'est nullement propre à conserver des objets transparents, parce que la préparation s'assombrit peu à peu, et devient bientôt hors d'usage. Par contre, nous avons vu des pièces injectées opaques, provenant d'Angleterre, et conservées dans le liquide dont il vient d'être question, qui ne laissent rien à désirer.

Valentin a pu s'assurer, il n'y a pas longtemps, que les tissus des animaux marins se maintiennent très-bien dans le fluide de Goadby. On doit à ce liquide les belles conservations d'acalèphes à aspect vitré et d'autres zoophytes qu'on voit dans les cabinets d'histoire naturelle d'Angleterre.

Des modifications ont été apportées à ce mélange dans les liqueurs conservatrices proposées par Pacini. Celles-ci contiennent également du sublimé, du sel de cuisine ou de l'acide acétique, mais ne renferment point d'alun; par contre, on y ajoute de la glycérine. Ces liquides, au nombre de deux, sont incomparablement plus utiles et méritent de fixer l'attention.

En voici les formules:

Premier mélange.

Sublimé	1	partie.
Chlorure de sodium	2	parties.
Glycérine (25° Beaumé) . .	13	—
Eau distillée	113	—

On laisse ce mélange au repos, au moins pendant deux mois. Au bout de ce temps, on en prend, pour l'usage, 1 partie qu'on mêle à 3 parties d'eau distillée, et on filtre au papier.

Les globules de sang s'y conservent très-bien, comme nous avons pu nous en convaincre personnellement. D'après Pacini, ce même liquide conserve, à un égal degré, les nerfs, les ganglions, la rétine, les cellules cancéreuses et, en général, tous les tissus délicats.

Deuxième mélange.

Sublimé	1	partie.
Acide acétique	2	parties.
Glycérine (25° Beaumé) . .	43	—
Eau distillée.	215	—

On emploie ce deuxième mélange exactement comme

le premier. Il détruit les globules rouges du sang, mais conserve intacts les globules blancs.

Voici encore, d'après Cornil, les modifications qu'on a fait subir à ces liquides dans l'institut pathologique de Berlin.

1.		2.	
Sublimé	1	Sublimé	1
Chlorure de sodium	2	Chlorure de sodium	2
Eau	100	Eau	200

3.		4.	
Sublimé	1	Sublimé	1
Chlorure de sodium	1	Eau	300
Eau	300		

5.		6.	
Sublimé	1	Sublimé	1
Acide acétique	1	Acide acétique	3
Eau	300	Eau	300

7.		8.	
Sublimé	1	Sublimé	1
Acide acétique	5	Acide phosphorique	1
Eau	300	Eau	30

Le mélange n° 1 sert à conserver les tissus richement pourvus de vaisseaux sanguins des animaux à sang chaud; le n° 2, à conserver ces mêmes parties chez les animaux à sang froid; le n° 3 convient aux globules purulents et autres produits analogues; le n° 4, aux globules du sang; le n° 5 est destiné aux cellules épithéliales, au tissu cellulaire, aux globules de pus, lorsqu'on désire voir aussi le noyau des cellules; on fait usage du n° 5 pour conserver des tissus ligamenteux, des muscles et des nerfs; le n° 7 est approprié aux glandes, et le n° 8 au tissu cartilagineux.

Les solutions très-affaiblies de sublimé, employées comme moyen de conservation, rendent, en effet, d'excellents services; cependant il sera bon de s'assurer chaque fois du degré de concentration, ce qui oblige à faire des essais avec des solutions de force différente.

Harting recommande des solutions de 1 partie de sublimé dans 200 à 500 parties d'eau distillée. Il déclare n'avoir réussi à conserver les globules de sang que dans ce genre de liquide. Les globules sanguins de l'homme et des mammifères exigent une solution de $^1/_{200}$ de sublimé ; ceux des oiseaux, $^1/_{300}$; ceux des grenouilles, $^1/_{400}$. Nos propres expériences justifient l'emploi de cette méthode. Les qualités qu'il trouve à ces solutions pour conserver des fragments de cerveau, de moelle épinière et la rétine, nous paraissent moins bien justifiées; par contre, elles conviennent aux cartilages, aux muscles et au cristallin. Toutes les solutions de sublimé ont l'inconvénient d'assombrir les objets.

Acide chrômique et bichromate de potasse.

Les solutions d'acide chrômique et de bichromate de potasse, même très-faibles, fournissent de bonnes liqueurs conservatrices; on y ajoutera de la glycérine suivant les circonstances. Le mélange de 1 partie de glycérine et de 1 partie du liquide de Müller pour les yeux, paraît être d'un excellent usage. Ce liquide, même pur, est très-propre à la conservation des tissus d'une grande délicatesse; on y garde intactes, par exemple, pendant des mois entiers, des cellules épithéliales à cils vibratiles.

La solution de chlorure de chaux est la liqueur conservatrice de prédilection des botanistes. Cette solution paraît être moins favorable aux tissus animaux. Harting fait grand cas d'une solution saturée de sel pur de cuisine, ou de cette même solution étendue de 4 à 8 fois autant d'eau. Des objets tels que des os, des dents, des coupes de cheveux, passent pour s'y être très-bien conservés. Nous devons avouer que, d'après nos propres expériences, peu nombreuses à la vérité, les solutions de chlorure de chaux ne nous ont offert que des résultats fort médiocres.

Harting indique la solution de partie de carbonate de potasse dans 200 à 500 parties d'eau distillée, comme constituant le meilleur moyen de conservation des fibres nerveuses. Nous ne possédons aucune donnée sur cette solution.

L'arséniate de potasse, dilué dans 160 parties d'eau, doit avoir, d'après ce savant, les mêmes effets sur les fibres nerveuses.

Solution aqueuse de créosote.

Harting a trouvé, par une suite d'expériences, qu'une solution de créosote obtenue par voie de distillation, ou bien qu'une solution filtrée et saturée de créosote, dans un mélange de 1 partie d'alcool à 32° et de 20 parties d'eau, constitue un excellent liquide pour conserver un grand nombre d'objets, tels que muscles, parties ligamenteuses, tendons, cartilages, os privés de leur substance calcaire, dent; on peut également y garder la cristalline.

Acide arsenieux.

On mêle cet acide en assez grande quantité à de l'eau qu'on fait bouillir; après l'avoir laissée refroidir, on filtre et on y ajoute trois fois autant d'eau. Ce mélange produit les mêmes effets que la solution de créosote et sert, de plus, à conserver les cellules graisseuses (Harting).

Alcool méthylique.

L'alcool méthylique, très-étendu d'eau 1 : 10, a été fort recommandé par Queckett. Si ce liquide devenait trouble, au bout de quelques jours, il faudrait le filtrer. Cet alcool, ainsi que l'acide acétique, donne aux préparations, après quelque temps, un aspect granuleux.

Alcool méthylique et créosote.

L'alcool méthylique et la créosote entrent encore comme parties constituantes d'un liquide plus compliqué qui nous est signalé par Beale :

Créosote	2 grammes.
Alcool méthylique . . .	180 —
Eau distillée	2,000 —
Craie	Quantité suffisante.

On obtient le liquide de la manière suivante : on mêle d'abord l'alcool méthylique à la créosote; ensuite on ajoute la quantité de craie nécessaire pour former une pâte épaisse et molle. Cette masse, placée dans un mortier, arrosée d'eau en petite quantité au commencement et longuement broyée, se trouvera enfin unie au volume d'eau ci-dessus indiqué. Après y avoir ajouté quelques petits morceaux de camphre, on laisse reposer le tout pendant quinze ou vingt jours dans un vase légèrement couvert. On remuera de temps en temps ce mélange; ensuite on le filtre et on le garde dans une bouteille hermétiquement bouchée. Ce liquide est une modification de celui que Thwailes emploie pour la conservation des desmidiacées.

Fluide de Topping.

Il conseille de se servir de 1 partie d'alcool absolu sur 5 parties d'eau; pour ménager des couleurs délicates, il dissout 1 partie d'acétate d'alumine dans 4 parties d'eau distillée. Ce dernier mélange, additionné d'une partie égale de glycérine, nous a permis de conserver, plus de deux ans, des préparations injectées au carmin.

Liquide de Deane.

Deane signale comme un excellent fluide conservateur des substances animales et végétales, un mélange fait avec

180 grammes de gélatine très-pure, 280 grammes de miel, un peu d'alcool et quelques gouttes de créosote. Ce mélange, convenablement chauffé, doit être filtré.

Pour enfermer les objets très-minces, on peut se servir, tout simplement, d'une lame de verre porte-objet et d'une lamelle à couvrir. A l'aide d'un pinceau ou d'une tige en verre, on place sur le porte-objet une goutte plus ou moins grosse de la liqueur conservatrice; puis on prend l'objet avec les pointes d'une pince très-fine ou avec une aiguille à cataracte, et on le dépose au milieu du liquide qui doit le baigner complétement. On applique ensuite par-dessus la lamelle dont on humecte la surface inférieure au moyen de l'haleine, en procédant, du reste, avec les précautions indiquées quand il s'agit du baume de Canada. Il faut bien se garder d'employer le liquide en trop grande quantité, attendu qu'il s'échapperait immédiatement par les côtés, ou dépasserait les bords de la lamelle. Enfin on enlève le superflu avec une pipette à pointe extrêmement fine, ou avec de petites bandes de papier buvard. Dans les deux cas, il reste encore à essuyer les traces humides à l'aide d'un morceau de linge fin, en prenant surtout la précaution de ne pas déranger la lamelle.

On réussit quelquefois à dissiper, par une légère pression, les bulles d'air qui seraient restées dans le liquide. Il est également utile de tailler un petit morceau de papier à lettre, d'environ 25 millimètres de long, en forme de triangle. En insérant sa pointe entre la lamelle et le porte-objet, on parvient souvent à entraîner sans peine les bulles d'air au dehors.

Quand on fait usage du baume de Canada comme moyen conservateur, la partie essentielle de l'opération est terminée aussitôt que la lamelle a été heureusement placée sur l'objet, attendu que, au fond, on est libre de se passer de toute cimentation des bords, quoique, grâce aux procédés déjà indiqués, l'objet puisse être mieux protégé et acquérir un aspect plus agréable; mais ceci ne saurait avoir lieu quand il est question de préparations conservées à l'état humide. Dans ce cas, il faut absolument cimenter les bords de la lamelle. Nous entrerons plus loin dans tous les détails nécessaires à cette opération.

Quand on doit enfermer (et le cas se présente souvent) des objets un peu épais, ou bien quand on craint que le ciment, en se durcissant, ne presse trop fortement la lamelle contre l'objet et ne l'endommage, il faut interposer entre la lamelle et la lame quelque chose pour les tenir écartées. On se sert alors tout simplement de fil d'argent, de bandelettes étroites de papier, d'épaisseur variée, placées en face l'une de l'autre, près des bords de la lamelle, ou bien encore, on découpe un cercle entier de papier. Cependant des bulles d'air pourront facilement s'introduire, et il importe que la première couche de ciment, posée sur toute la circonférence, ne soit ni trop liquide, ni trop lente à se durcir; autrement le ciment se mêlerait bientôt au fluide qui baigne l'objet, ou encore, la couche extérieure, venant à se rétrécir, refoulerait la liqueur conservatrice intérieure.

On a été conduit, en cherchant à perfectionner ce procédé, à établir sur le porte-objet une espèce de cadre plat, plus ou moins saillant, auquel on a donné le nom de cellule. On a beaucoup écrit sur la forme des cellules. Les meilleures sont les plus simples, et on les préférera, à moins qu'on ne recherche un procédé moins coûteux. On peut construire des cellules avec la gutta-percha, le caoutchouc et le verre. Ces dernières sont supérieures, mais aussi plus chères.

Cellules de gutta-percha.

On trouve la gutta-percha dans le commerce sous forme de tablettes plus ou moins épaisses. Une bonne tablette doit être unie, homogène et flexible. Si elle est ondulée ou fendillée, on lui rendra facilement sa première forme en la plongeant dans l'eau bouillante. A l'aide d'une règle et d'un couteau, on taille, comme dans du carton, des morceaux carrés ou des carrés longs, naturellement un peu plus étroits que le porte-objet.

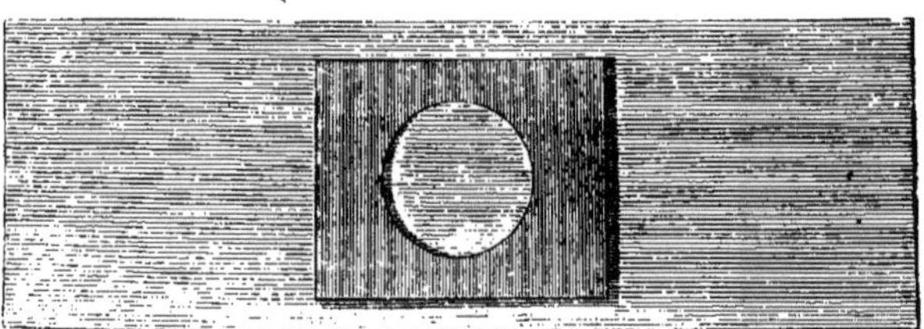

Fig. 58. Cellules de gutta-percha.

On se sert d'un emporte-pièce et d'un marteau pour obtenir les ouvertures circulaires, ovales ou rectangulaires, destinées à recevoir l'objet et son liquide (fig. 58).

Cellules de caoutchouc.

C'est encore dans le commerce qu'on se procure les tablettes de caoutchouc. Il sera facile de les coller les unes sur les autres, à l'aide de la chaleur et de donner ainsi aux cellules la hauteur désirée.

Cellules de verre.

Elles sont supérieures aux autres, mais un peu chères, quand on les achète toutes faites chez un fabricant. Il en existe de diverses espèces qui varient comme élévation et comme dimension. Les plus avantageuses ont la forme d'un carré, ou d'un carré allongé, percé au milieu, ainsi que les cellules de gutta-percha.

Une hauteur de 15 millimètres, un diamètre d'environ

9 à 10 centimètres pour l'ouverture suffiront, dans la plupart des cas, pour les recherches histologiques.

Thiersch nous a fait connaître récemment d'excellentes cellules en verre provenant d'Angleterre. Ce sont des lames porte-objets de plusieurs millimètres d'épaisseur, percées d'ouvertures rondes, assez grandes et fermées de chaque côté par une lamelle cimentée. Des globes oculaires de lapins blancs, divisés en deux, injectés avec un plein succès, conservant toutes leurs inflexions et placés, en cet état, dans le baume de Canada, constituent une des plus belles préparations que Thiersch ait jamais faites.

L'observateur qui ne craint pas la perte de temps peut confectionner lui-même les cellules de verre (fig. 59). On

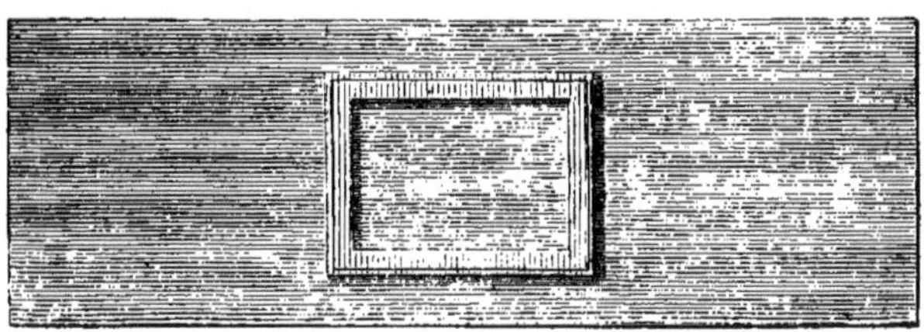

Fig. 59. Cellules de verre avec couvre-objet.

fait tailler, dans du verre à glace, des bandes de quelques millimètres d'épaisseur (ce qu'on pourra exécuter soi-même, si on a un peu l'habitude de se servir d'une pointe de diamant). Ces bandes seront de deux dimensions différentes : les premières auront 15 à 18 centimètres de longueur; les autres, 7 à 10 centimètres seulement. C'est avec ces bandes que l'on construit les parois de la cellule.

Beale qui, selon les habitudes anglaises, fait de ces cellules une description exacte, ajoute quelques conseils pratiques. S'il ne s'agit que d'une cellule à bords très-peu élevés, on peut facilement employer une lamelle assez mince. On la fixe, après l'avoir préalablement chauffée, à

16

l'aide d'une colle dite colle marine, dont nous aurons bientôt occasion de parler, sur un anneau en verre, ou sur l'ouverture d'une plaque de verre percée. Après cela, on fait dans le milieu de la lamelle, avec la pointe d'une lime triangulaire, un trou qu'on agrandit en allant jusqu'au bord. Aucune fêlure ou fente ne s'étend jamais au delà du bord solidement cimenté. On chauffe de nouveau cette lamelle, maintenant perforée, et elle se détache aisément.

On peut, au moyen de la flamme d'une lampe à soufflet, ployer une bande de verre et lui donner la forme d'un carré à angles obtus, puis en souder les extrémités. Beale recommande de se servir de flint. Ce procédé, lorsqu'il s'agit de faire des cellules hautes et grandes, paraîtra certainement facile à une main exercée. En tout cas, il importe que les rebords des cellules soient très-bien cimentés sur le porte-objet.

Sans doute, on peut aussi se servir de gutta-percha chauffée dans de l'eau chaude; puis, après l'avoir parfaitement bien essuyée, la coller sur la lame de verre; mais nous n'avons pas trouvé que ce procédé ait de la durée.

Si l'on veut imiter l'usage anglais, on cimentera les parois des cellules avec la colle marine ou *marine glue.*

Cette colle consiste en parties égales de gomme-laque et de caoutchouc, dissoutes dans de la benzine. (Chaque matière doit être dissoute, d'abord séparément, puis on les mêle à la faveur d'une chaleur légère.) On ajoutera, suivant les besoins, de nouvelle benzine à cette colle marine; on peut également recourir à l'éther et à une solution de potasse pour la délayer et l'étendre. Queckett nous apprend que la glue marine du commerce la plus convenable pour l'objet qui nous occupe porte la marque G. K. 4.

Voici comment on cimente avec cette colle : on chauffe le porte-objet en le plaçant sur une plaque métallique chaude.

(Les Anglais se servent d'une petite table en tôle, à quatre pieds, avec une lampe à esprit-de-vin placée dessous.)

On dépose un peu de glue sur le porte-objet; elle fond promptement; on l'étend sur toutes les parties destinées à recevoir la cellule; puis on enfonce celle-ci dans le ciment à l'aide d'une forte pression; on retire le tout de dessus la plaque de tôle et on laisse refroidir. On enlèvera plus tard, avec la lame d'un couteau, l'excédant de colle qui pourrait s'être répandu sur les parties libres de la lame. Une solution légère de potasse sert à nettoyer les cellules.

Pour cimenter les cellules en caoutchouc, on emploie, d'après Harting, le mélange suivant: On mêle 1 partie de gutta-percha coupée en petits morceaux dans 15 parties d'essence de térébenthine, et on dissout à une chaleur modérée, en remuant sans interruption. On filtre alors dans une flanelle et on ajoute 1 partie de gomme-laque qui se dissout également à une chaleur modérée; il faut remuer sans cesse. On continue à chauffer jusqu'au moment où une goutte versée sur une plaque de verre paraît se durcir. Arrivée à cette consistance, la solution forme un ciment bon à employer. Plus tard, il faudra y ajouter, quand on voudra s'en servir, un peu d'essence de térébenthine avant de le chauffer.

Pour fixer une cellule en caoutchouc, on commence par la présenter au-dessous et au milieu du porte-objet; on étend alors, avec un pinceau, sur la face supérieure de la lame et à la place indiquée, le mastic préalablement chauffé. Cela fait, on retire la cellule de caoutchouc, et, tout en entretenant la chaleur, on la fixe dans le ciment dont on a recouvert le porte-objet. On ôte le tout et on laisse refroidir sur une tablette. Le ciment fait avec de la gutta-percha, d'après les indications de Harting, sert également à fixer les cellules en verre et à consolider les quatre bandes de verre employées pour les construire.

Il est un autre mastic qu'on peut employer aux mêmes usages. On dissout 1 partie de caoutchouc dans 64 parties de chloroforme ; on y ajoute 16 parties de mastic sec pulvérisé. A l'aide d'un pinceau, on étend à froid une couche légère de ciment sur la lame inférieure en verre et on y fixe la cellule préalablement chauffée.

Quelle que soit la méthode adoptée, il sera prudent de faire adhérer soigneusement la cellule avec le ciment, afin d'éviter toute fissure et toute introduction d'air.

On devrait toujours donner aux rebords des cellules de verre une surface rugueuse. La rugosité s'obtient facilement en les frottant avec de l'émeri sur une pierre à repasser.

On a également parlé de cellules en feuilles d'étain; notre expérience ne nous a rien appris sur ce procédé. Mais il est possible de se servir tout simplement de certains ciments pour construire des parois de cellules très-convenables, quand les objets ont fort peu d'épaisseur. Le bitume de Judée est propre à cet usage ; cependant nous ne lui accordons aucune préférence. Nous considérons comme bien supérieur le ciment blanc à cellules, composé par M. Ziegler, peintre à Francfort (Friedberger-gasse, 23). On en dépose sur le porte-objet ; on y plonge immédiatement les rebords d'une cellule, qu'elle soit de forme carrée, allongée ou ronde, et on laisse durcir.

Lorsque la cellule est remplie de la liqueur conservatrice et qu'on y a introduit l'objet, on ajuste (fig. 60) suivant la manière ordinaire, après s'être convaincu de l'absence de toute bulle d'air, la lamelle sur laquelle on a fait passer son haleine. (La lamelle doit constamment être un peu plus petite que la cellule, de manière à ne pas dépasser ni atteindre ses bords extérieurs.) On enlève ensuite, avec une extrême précaution, le liquide superflu qui pourrait s'échapper de la cellule, attendu que, en agissant autrement, on s'exposerait à voir s'introduire subitement des bulles d'air.

Après cela, on cimente le couvre-objet. Cette opération doit se faire immédiatement, à moins que la liqueur conservatrice ne consiste en glycérine ou en une solution de chlorure de chaux. Dans ces deux derniers cas, on est libre d'opérer plus lentement.

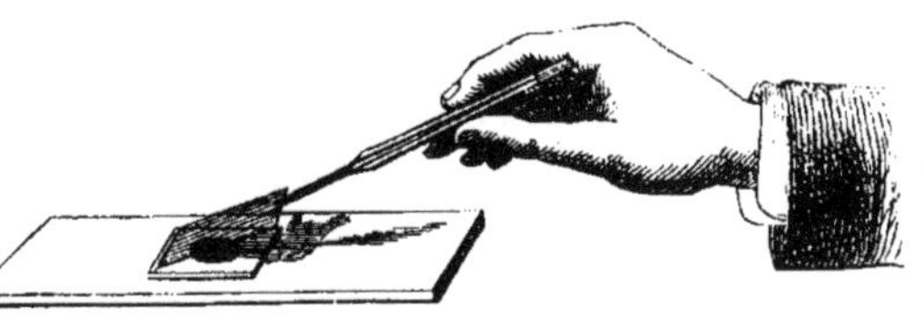

Fig. 60. Pose du couvre-objet.

Le nombre des ciments usités est considérable, et l'on peut certainement obtenir une occlusion parfaite avec différentes espèces qui se valent en qualité et qui offrent une même sécurité.

On emploie, surtout de nos jours, le vernis au bitume de Judée (*Brunswick black*, noir de Brunswick). Il se compose d'une solution d'asphalte dans l'huile de lin et l'essence de térébenthine. On en trouve de différentes sortes dans le commerce.

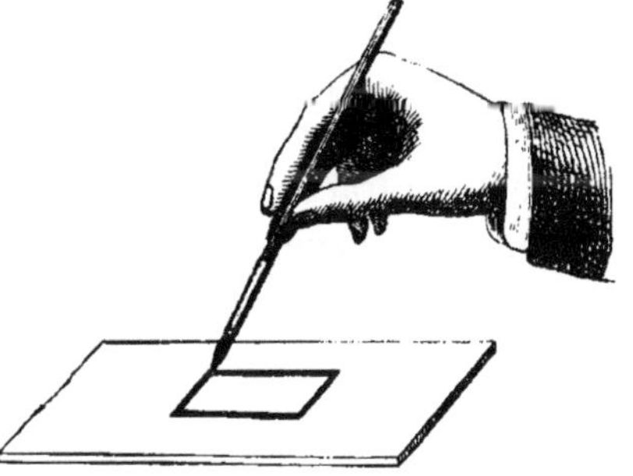

Fig. 61. Manière de tracer une bordure de bitume de Judée.

Le bitume de Judée de bonne qualité doit être transparent et avoir l'aspect d'un noir homogène. On applique le vernis, comme les autres ciments, avec un pinceau, tout autour du couvre-objet; on fait en sorte que la lamelle et la lame reçoivent en même temps une couche de bitume (fig. 61). Avec un peu d'habitude, on arrive promptement à bien connaître la quantité nécessaire et à tracer une belle bordure.

Si, en vieillissant, le bitume devenait trop épais, on le délayerait dans de l'essence de térébenthine. Mais, abstraction faite du peu de propreté de la manipulation, cette solution a un inconvénient marqué, c'est sa tendance à se gercer, à éclater par la suite et à occasionner, en se resserrant, au bout de quelques semaines ou de plusieurs mois, la sortie d'une partie du liquide conservateur. Aussi conseille-t-on de donner, à peu près tous les six mois, une nouvelle couche de vernis. Il est vrai qu'on l'améliore en ajoutant un peu de solution de caoutchouc à la térébenthine.

Cet inconvénient, qui se reproduit fréquemment, nous a fait renoncer presque entièrement au bitume de Judée; et s'il nous arrive encore de l'employer, c'est uniquement dans le cas où l'on place des bandelettes de papier entre la lamelle et le porte-objet. Nous préférons alors le vernis un peu épais, pour enfermer et recouvrir l'objet; puis, au bout de quelques jours, nous appliquons un autre ciment autour des parties extérieures.

Quand les objets conservés dans la glycérine sont très-minces, nous recommanderons, si on veut recourir au procédé de tracer la cellule directement sur le porte-objet, une mixtion excellente, très-propre, inventée en Angleterre et connue sous le nom de *Gold-size.* Elle est le produit de mélanges assez compliqués. Beale nous indique la manière de la préparer : on fait bouillir, pendant trois heures, 25 parties d'huile de lin, 1 partie de minium et autant de terre d'ombre. On décante la portion du liquide qui est claire, puis on y ajoute lentement et peu à peu, partie égale de céruse et d'ocre jaune parfaitement broyés, en remuant le mélange sans interruption. On fait bouillir de nouveau, on décante et on enferme la mixtion dans une bouteille. On s'en sert avec un pinceau, et, au bout de quelques heures, on peut donner une nouvelle couche. Les préparations où entre cette mixtion, seront laissées au repos pendant quelque temps avant d'être définitivement cimentées. Cette dernière opération réussira du premier coup d'une manière certaine et très-satisfaisante à l'aide du ciment blanc de Ziegler. Ce ciment, perfectionné par M. Meyer, propriétaire de la pharmacie du Cerf, à Francfort, a l'aspect d'une matière un peu épaisse; mais il est facile de le rendre fluide à volonté, en y ajoutant de l'essence de térébenthine, à une chaleur modérée. Une couche très-mince, déposée au pinceau, suffit aux préparations conservées dans la glycérine. On applique ordinairement une couche plus épaisse, en forme de bordure, autour de la lamelle, bordure qui sert à protéger cette dernière sans nuire au bon aspect de l'objet.

Le ciment blanc sèche, en général, très-lentement, aussi est-il susceptible de s'affaisser sous une pression, même après des mois entiers. On se gardera donc bien de superposer les préparations où on l'emploie, et l'on évitera tout ce qui pourrait déterminer des adhérences. Mais cette mixtion, une fois solidifiée, n'est jamais sujette aux gerçures, aux éclats, ni à la formation de fentes ou de trous. Au bout de quelques jours, on peut déjà enlever, avec la lame d'un couteau, les bavures qui se trouvent en dehors des parties cimentées. Quant au ciment qui se serait trop étendu sur la face extérieure de la lamelle, on attendra plusieurs mois avant d'y toucher. On se sert de l'essence de térébenthine pour nettoyer les pinceaux et les lames de verre.

Schacht a recommandé le vernis noir (*Maskenlack* des Allemands) qui a la propriété de sécher vite, pour cimenter les préparations baignant dans les liquides : il signale ce même vernis comme également propre à entourer les objets conservés dans le baume de Canada ou dans la gomme-copal (Fabrique de laques de Beseler, à Berlin, Schützenstrasse, 66). Le vernis dont Schacht s'est servi porte le chiffre 3.

Nous parlerons encore d'une dernière manière d'entourer les objets placés dans le baume, manière dont nous avons déjà fait mention. Nous la devons à une communication tout amicale de Thiersch.

Quand des objets ont été enfermés dans du baume de Canada pur ou chloroformé, pendant des jours, des semaines et même des mois, on les entoure (comme nous l'avons indiqué ci-dessus pour le bitume de Judée, fig. 61) d'une bordure de solution de baume dans le chloroforme. Plus tard, mais jamais avant deux ou trois jours, on applique une dernière couche. Cette couche consiste en un vernis coloré et épais de gomme-laque. On trouve ce vernis, préparé à l'esprit-de-vin, dans toutes les grandes maisons de drogueries. On le laisse soigneusement s'évaporer jusqu'à consistance d'un mucilage peu épais; puis on le colore dans l'alcool absolu avec une solution concentrée et filtrée de bleu d'aniline ou de gomme-gutte. On ajoute, enfin, environ 125 centigrammes d'huile de ricin par 30 grammes du mélange ci-dessus décrit; on laisse encore un peu s'évaporer, et on conserve le tout dans un vase parfaitement bien fermé. Si la concentration devient, par la suite, un peu trop forte, quelques gouttes d'alcool absolu suffiront pour y remédier.

On couche de ce vernis, avec un pinceau, sur les bordures de baume de Canada. Il durcit au bout de quelques heures, et clôt d'une façon aussi belle qu'hermétique les objets conservés au moyen de substances résineuses. Les préparations dans les liquides, entourées de gold-size anglais, peuvent très-bien subir cette dernière opération en employant le vernis de gomme-laque coloré en bleu.

La forme et la grandeur des porte-objets contribuent beaucoup à la beauté d'une collection de préparations. Une dimension bien entendue rend, tout d'abord, la conservation d'un objet commode et en facilite le transport en cas de besoin.

La lame de verre ne doit pas être trop petite, afin de laisser assez de place pour y coller, aux deux extrémités, une étiquette : la première porte l'indication de l'objet, et l'autre reçoit des observations particulières, telles que le numéro de la collection, etc. Il serait même bon de pouvoir y placer un indicateur[1], si les circonstances l'exigeaient.

Une lame de verre d'une bonne dimension recevra, suivant les circonstances, des objets d'un assez gros volume, tels que des portions d'os d'une certaine dimension, des préparations injectées plus considérables, sans qu'il soit nécessaire de recourir à des lames d'une autre forme dans des cas particuliers. Nous avons adopté définitivement les dimensions des porte-objets anglais, qui ont 72 millimètres de longueur sur 24 de largeur (fig. 62).

---

1. On a proposé différentes sortes d'indicateurs pour arriver à trouver promptement certaines parties extrêmement petites d'une préparation. On fait lithographier des divisions très-fines sur d'étroites bandelettes de papier. On en colle une dans le sens de la largeur, puis une autre dans celui de la hauteur de la lamelle (par exemple à droite et en dessous, fig. 62). Une petite plaque métallique à angles droits, ou, mieux encore, une petite équerre formée de deux bandelettes en cuivre, qui se réunissent sous un angle de 90°, sert à désigner le point qu'on se propose de trouver. On note préalablement toutes les parties importantes sur l'objet, et en y appliquant la plaque métallique ou l'équerre, on arrive facilement à les rencontrer. Le meilleur moyen, et en même temps le plus simple pour obtenir ce résultat, est celui proposé par Hoffmann. On trace une croix de chaque côté de l'ouverture de la platine du microscope ; l'une est verticale (+), l'autre inclinée (×). Quand on aperçoit au centre du champ visuel une partie de l'objet digne de remarque, on trace à l'encre, sur la lame de verre, deux croix semblables à celles de la platine. Dans la suite, on n'a plus qu'à mettre ces croix l'une sur l'autre pour retrouver aussitôt le point cherché.

Les préparations de la maison Bourgogne, à Paris, ont également cette forme à la fois belle et commode. Il n'est nullement nécessaire d'avoir de plus grandes lames de verre, elles seraient d'ailleurs trop massives. Il faut éga-

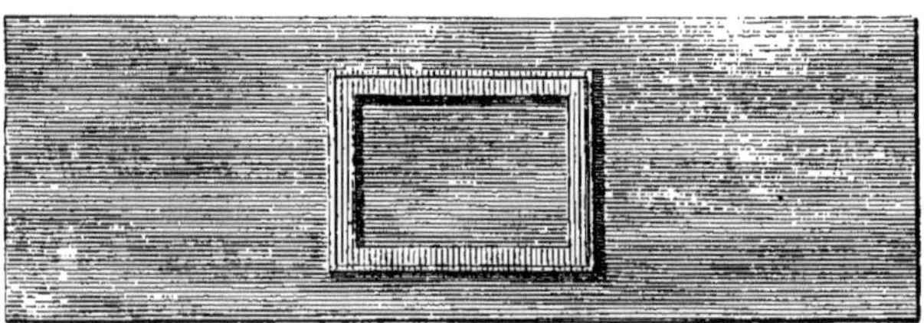

Fig. 62 Porte-objet anglais.

lement éviter d'en employer de plus petites. La forme des lames de Giessen (48 millimètres de longueur sur 28 de largeur) est disgracieuse et beaucoup moins commode que la forme anglaise.

Lorsqu'on veut conserver ou envoyer des préparations microscopiques sans perdre trop de place et en les disposant par couches l'une sur l'autre, et il est bon d'y adapter des supports préservatifs, tels que des bandelettes de verre, cimentées au travers de la lame et latéralement à l'objet. Il est nécessaire que ces bandelettes soient plus hautes que la lamelle. Cette disposition, quoique pratique, a toujours l'inconvénient de diminuer l'espace destiné aux étiquettes.

Pour conserver et classer les préparations, on a recours à de petites boîtes en bois ou en carton, garnies, sur les côtés, de supports de bois à rainures. Comme ces derniers sont placés verticalement, et qu'il peut se faire que le ciment ou la matière quelconque entourant l'objet, n'ait pas encore acquis un durcissement convenable, on court le risque d'un déplacement de celui-ci; on donnera donc la préférence aux boîtes qui ne se posent pas à plat, mais qui se tiennent verticalement. On peut également faire usage de tablettes de bois ou de carton, à bords très-bas, ainsi que de tiroirs glissant comme ceux d'une commode, ou qui, superposés dans une caisse, s'enlèvent à l'aide d'un ruban attaché aux extrémités. Cette manière de disposer les objets permet d'en placer de différentes dimensions, d'éviter l'inclinaison, mais n'est nullement propre au transport.

Comme pour toutes les collections susceptibles d'un accroissement considérable, il faut de l'ordre et une surveillance continuelle.

En général, les savants qui font un grand usage du microscope, possèdent des collections particulières; il en est de même des sociétés microscopiques de l'Allemagne, telles que celles de Francfort, de Giessen et de Londres (*the Microscopical Society*).

Parmi les collections privées, nous mentionnerons la célèbre collection de Hyrtl, à Vienne (objets injectés); celles de Kölliker, à Würzbourg; de Gerlach et de Thiersch à Erlangen; de Welcker, à Halle; de Leuckart, à Giessen; enfin, celle de Schultze, à Bonn. En Hollande, nous trouvons la collection de Harting; à Londres, celles de Carpenter, de Beale, de L. Clarke, etc. Nous avons aussi à signaler la collection du collége *of Surgeons*, et celle de Williamson de Manchester. Parmi les collections existant en Suisse, nous rappellerons celles de His, à Bâle; de Rappard, à Wabern près Berne; de Billroth, de Goll, et la nôtre, ainsi que la collection formée par nous, à l'institut anatomique de Zurich.

On peut se procurer des préparations toutes faites chez Hyrtl, à Vienne; à l'institut microscopique à Wabern, près Berne; ou bien chez Schæffer et Budenberg, à Magdebourg; à Paris, chez Bourgogne, rue de Rennes, 9; à Londres, chez Smith et Beck, ainsi que chez Topping,

New-Winchester-street, 4, Pentonville; chez Pillischer, New-Bond-street, 88, etc. On trouve aussi des préparations injectées, faites par nous-même, dans la maison déjà mentionnée de Schæffer et Budenberg, à Magdebourg; et, à Zurich, chez M. Th. Ernst, opticien.

NOTE

sur les objectifs à immersion et à correction.

En terminant la traduction de la première partie de l'ouvrage du docteur Frey, nous croyons qu'il ne sera pas sans intérêt, pour ceux qui débutent dans la carrière des observations microscopiques, de trouver ici quelques remarques sur les perfectionnements apportés depuis peu d'années seulement à la construction des objectifs. Cette partie du microscope étant de beaucoup la plus importante, on ne saurait trop insister sur sa structure, ses effets et la manière d'en tirer le plus d'utilité possible.

Les perfectionnements remarquables dont nous venons de parler consistent surtout dans l'emploi de l'*immersion* et de la *correction*. Nous allons examiner séparément les avantages de ces deux moyens contribuant d'une façon si puissante à la netteté de l'image et à la force de pénétration.

Lorsqu'on est obligé de recourir à des objectifs ordinaires d'un fort grossissement, on se trouve fréquemment gêné dans le cours des recherches par les inconvénients suivants :

1° *Le manque de foyer.* Le peu de distance qui existe forcément entre la lentille finale de l'objectif et l'objet, impose l'obligation de n'employer, pour couvrir ce dernier, que des lamelles de verre extrêmement minces, très-fragiles et difficiles à manier.

2° *L'obscurité du champ.* En effet, les rayons, ne pénétrant dans la lentille finale que sous de grandes incidences, subissent des réflexions fort considérables, d'où il résulte que la quantité de lumière, qui concourt définitivement à la formation de l'image, se trouve fortement réduite et ne donne qu'un champ relativement peu lumineux.

3° *L'absence de netteté.* L'indice de réfraction de l'air est très-différent de celui du verre; aussi, parmi les rayons qui entrent dans l'objectif sous de fortes incidences, beaucoup sont rejetés en dehors des lentilles par la réflexion, tandis que les autres, déviés moins régulièrement, n'ajoutent que peu d'éléments efficaces à la précision de l'image. Il est vrai qu'en augmentant l'amplification, on voit mieux certains détails de l'objet et qu'on se rend plus facilement compte de sa structure; mais, néanmoins, la netteté de la vision ne se trouve nullement en rapport avec le grossissement employé.

Ces inconvénients sont en partie détruits par le procédé de l'immersion. Voici en quoi il consiste.

On remplace la couche d'air qui sépare habituellement l'objet de la face extérieure de la dernière lentille, par une couche d'eau dont l'indice de réfraction diffère peu de celui du verre. Les réflexions, même sous de très-grandes incidences, sont insensibles, si on les compare à celles qui se manifestent à l'entrée des rayons aériens dans le verre, parce que la quantité de lumière efficace et concourant à une belle formation de l'image, se trouve considérablement augmentée. Ceci est un avantage réel, équivalant à une amplification de l'angle d'ouverture qui, comme on le sait, améliore d'une façon très-notable la netteté de la vision microscopique. En outre, ces mêmes rayons, à incidence oblique, ne subissant, par la réfraction, qu'une déviation très-faible et, par conséquent, bien plus régulière, contribuent puissamment à la formation de l'image. En un mot, la lumière abondante qui pénètre dans l'objectif à immersion, sous des conditions de réfraction les plus favorables, illumine la représentation de l'objet aussi bien que possible et fait ressortir, avec une extrême précision, des détails que l'on soupçonnait à peine en se servant d'objectifs ordinaires.

La clarté de l'image, la force de pénétration ne sont pas les seuls avantages, d'une haute importance, que possèdent les objectifs à immersion. A ces qualités, il faut ajouter encore, même dans l'emploi des plus forts grossissements, la longueur du foyer, c'est-à-dire la grande distance existant entre l'objet et la lentille finale, distance qui permet d'employer des lamelles à couvrir d'une épaisseur ordinaire.

Quant à la manière de se servir des objectifs à immersion, rien n'est plus simple en observant les légères précautions suivantes.

L'eau doit être pure, limpide, privée des petites bulles d'air ou de gaz qui s'échappent très-souvent de celle provenant d'une source. L'eau distillée est la meilleure de toutes; mais on pourra néanmoins très-bien recourir aux eaux de pluie et de rivière, car l'eau distillée ne l'emporte sur les autres que parce qu'elle ne contient aucun sel qui puisse, en séchant, former un dépôt sur la surface externe de la lentille finale, dans le cas où l'on négligerait de l'essuyer pendant qu'elle est encore humide. Il importe d'éviter la formation de cette croûte saline, car elle est quelquefois très-difficile à enlever et peut détériorer la surface du verre. En ayant soin de ne pas la laisser complétement évaporer, on emploiera sans inconvénient l'eau de rivière filtrée, car la petite quantité de sels qu'elle tient en dissolution n'a aucune influence sur la précision de l'image.

C'est à l'aide d'une petite baguette de verre ou d'une plume taillée en cure-dents que l'on dépose une goutte d'eau sur la lentille finale de l'objectif, préalablement bien essuyée avec un linge fin et doux. Cette goutte s'attache facilement au verre et doit le couvrir entièrement, sinon, ce serait une preuve qu'il n'est pas suffisamment essuyé. On fait également tomber une autre goutte sur le couvre-objet bien essuyé ; on abaisse lentement le tube du microscope jusqu'à ce que les deux gouttes d'eau se confondent et constituent une couche unique. L'opération est terminée et il ne reste plus qu'à mettre au point suivant les procédés ordinaires.

Parlons maintenant des objectifs à correction.

L'image formée au foyer d'un microscope est d'autant plus parfaite que tous les rayons émanés de l'objet, après avoir subi des changements de direction en traversant les lentilles de l'objectif, se coupent le plus exactement possible en un seul et même point.

La lame mince qui sert à couvrir l'objet joue un rôle important dans la marche des rayons. Son action est plus sensible suivant qu'elle est plus épaisse et que les rayons qui la traversent prennent des directions plus obliques. Quand l'angle d'ouverture d'un objectif est petit, les rayons efficaces traversent la lame de verre avec de faibles obliquités, et les différences d'épaisseur de cette dernière n'influent que d'une façon peu appréciable sur la précision de l'image. Mais il n'en est pas ainsi pour les objectifs de nouvelle construction qui possèdent des angles d'ouverture très-considérables.

L'image n'est vraiment pure qu'avec une lamelle d'une épaisseur déterminée, c'est-à-dire avec une lamelle en tout semblable à celle qui a servi à régler l'objectif. Aussitôt qu'on s'écarte le moins du monde de cette condition, l'image perd de sa vigueur et de sa netteté.

On comprend combien il serait fastidieux de chercher et difficile de rencontrer des couvre-objets parfaitement identiques. On a trouvé heureusement un mécanisme ingénieux qui évite ces ennuis. En faisant varier la distance existant primitivement entre les lentilles de l'objectif, on arrive à corriger les mauvais effets résultant des différences d'épaisseur des lamelles couvre-objets. Plus cette lamelle est épaisse, plus il faut rapprocher les lentilles entre elles, si l'on tient à la beauté de l'image.

C'est cette corrélation entre la distance des lentilles et l'épaisseur du couvre-objet qui a donné l'idée d'établir des objectifs à correction ou à lentilles mobiles et, par conséquent, permettant d'employer sans inconvénient des couvre-objets d'épaisseurs diverses.

M. Hartnack construit des objectifs à grand angle d'ouverture avec *simple* et *double* correction. Ce dernier système, dont il est l'inventeur, l'emporte de beaucoup sur le premier. La simple description des deux mécanismes prouvera la vérité de cette assertion.

Objectif à correction simple.

Dans ce genre d'objectif à correction, le seul connu jusqu'à présent, les deux dernières lentilles (par rapport à l'œil regardant à travers l'oculaire) occupent entre elles une position invariable[1]. Elles sont fixées dans la partie C, figure 1, faisant corps avec le tube extérieur D. Elles peuvent monter ou descendre, en conservant toujours leur distance réciproque primitive, le long d'un tube intérieur portant la première lentille, à l'aide du collier A muni intérieurement d'un pas de vis. Lorsqu'on fait tourner ce collier dans un sens (en *vissant*), on rapproche les deux dernières lentilles de la première; en lui imprimant un mouvement contraire (en *dévissant*), on les éloigne. La

1. Il n'est question ici que des objectifs de M. Hartnack; les autres opticiens, surtout anglais, ont adopté une disposition différente. Les deux premières lentilles sont mobiles, et la dernière reste fixe.

languette B limite la course de ces deux genres de rotation. Lorsqu'elle se trouve au milieu de la fente, l'espace vide est le même au-dessus et en dessous, et la correction est réglée pour des lamelles couvre-objets d'une épaisseur moyenne, soit un dixième de millimètre. Quand la languette touche le bord inférieur de la fente, les lentilles étant aussi rapprochées que possible, la correction convient aux épaisseurs de verre les plus fortes que l'objectif puisse supporter. Il va sans dire que si la languette butte contre le bord supérieur de la fente, le contraire a lieu.

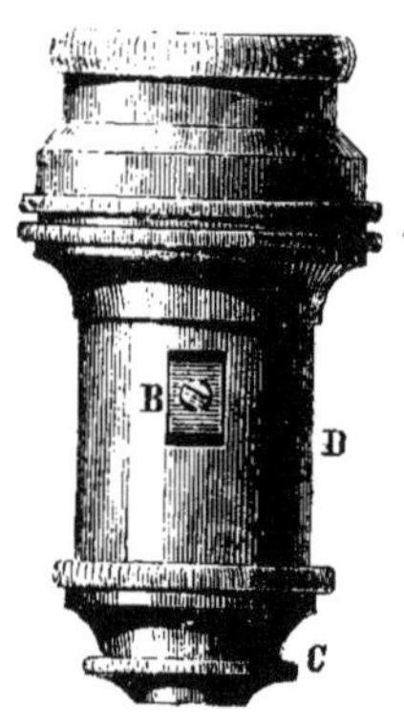

Fig. 1. Objectif à cectorrion simple ou double ; aspect extérieur.

Voici maintenant la manière de régler la correction d'un pareil objectif, afin d'en obtenir le maximum d'effet en étudiant une préparation couverte d'une lamelle dont on ignore l'épaisseur.

La languette étant placée au milieu de la fente, on cherche, dans la préparation soumise à l'examen, une partie qui offre des détails nombreux et d'une grande finesse. On met bien au point; puis on tourne le collier A soit à droite, soit à gauche, suivant que l'on suppose que le couvre-objet a plus ou moins d'un dixième de millimètre. Mais comme le mouvement de rotation a dérangé l'exactitude de la mise au point, on la rétablit en faisant agir la vis du mouvement lent du microscope. Si l'on voit moins bien les détails de la partie observée; si, au lieu de gagner en finesse, ils prennent de l'épaisseur, on n'a pas tourné le collier dans le sens convenable. Alors on revient sur ses pas; on ramène la languette à sa position moyenne; on met l'objet au foyer, comme on l'avait fait en débutant, et l'on recommence la série des opérations ci-dessus indiquées en faisant mouvoir le collier en sens inverse. Si l'image paraît sensiblement plus parfaite, on continue à tourner le collier de la même façon et à remettre chaque fois au point jusqu'au moment où l'image commence à perdre de sa netteté. C'est le signe que l'on a dépassé les limites de la correction exigée par l'épaisseur du couvre-objet. On revient facilement à la position favorable dont on s'était un peu écarté.

Ces tâtonnements s'exécutent promptement en ne quittant pas, d'une main, la vis micrométrique du microscope, et de l'autre, le collier de l'objectif.

Objectif à correction double.

Le changement apporté à la distance qui sépare une lentille des deux autres, gardant invariablement leur position primitive, ne neutralise qu'approximativement l'influence des divers degrés d'épaisseur du couvre-objet, et ne produit une correction à peu près suffisante que si les limites, entre lesquelles varie cette épaisseur, sont très-restreintes. Pour obtenir une correction bien plus parfaite, on doit, dans des proportions déterminées et suivant la nature de l'objectif, pouvoir changer la distance existant entre les trois lentilles dont celui-ci est formé. En conséquence, si on considère une des lentilles comme immobile, il faut que les deux autres, à l'aide d'un certain mécanisme, s'en rapprochent ou s'en écartent, mais en modifiant en même temps leur position réciproque d'une certaine quantité qui est en raison directe de leur force de grossissement.

La figure 2, qui représente une coupe verticale de la figure 1, indique, sans qu'il soit besoin d'entrer dans de longues explications, la place occupée par les lentilles et le mécanisme d'un objectif à correction double.

La manipulation des objectifs à correction simple et à correction double est exactement la même. Dans le dernier cas, le collier agit simultanément sur les deux lentilles mobiles et les fait marcher d'une vitesse inégale, mais proportionnelle, sans que l'observateur ait besoin de s'en occuper. La seule différence entre les deux systèmes, c'est que, avec la correction double, en *dévissant* l'anneau, on rapproche les lentilles, tandis que, en les *vissant*, on les éloigne. Au surplus, on peut graver sur le collier une série de divisions numérotées de 0 à 9 qui permette de trouver, sans tâtonnement, après une première constatation, la correction à faire pour obtenir la meilleure image d'une préparation déterminée. On inscrit ce chiffre sur l'étiquette qu'elle porte et l'on évite ainsi de recommencer de nouveaux essais.

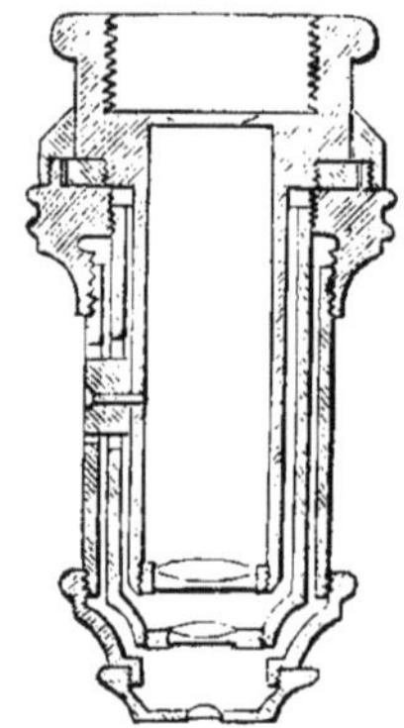

Fig. 2. Objectif à correction double; coupe verticale.

La correction simple et double s'applique également aux objectifs à immersion et à ceux qui ne le sont pas. On comprendra qu'elle est infiniment plus nécessaire pour ces derniers; car, avec de forts grossissements, leur foyer devient très-court.

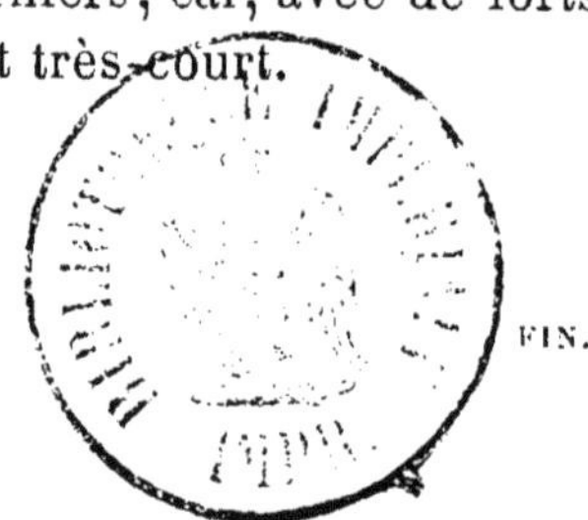

FIN.

TABLE DES MATIÈRES.

www.ingramcontent.com/pod-product-compliance
Ingram Content Group UK Ltd.
Pitfield, Milton Keynes, MK11 3LW, UK
UKHW020544180726
13838UKWH00001B/31

9 782329 430157